DXと
Digital Transformation
ポートフォリオで
Portfolio
未来教育

対話でかなえる**学び**とキャリアのデザイン

鈴木敏恵

未来教育デザイナー・一級建築士

日本看護協会出版会

時空を超えて Co-Creation

AI 時代─人間にしか果たせない「新たな価値創造」

鈴木敏恵

ポートフォリオの時代

　論文・絵・映像・楽曲など創造的なアウトカムも、あっという間に生み出してくれる生成 AI の存在が日常になる新しい世界が今、幕を開けようとしています。世界が変われば、教育も仕事も変わります。即座に成果を生みあげてくれる AI が身近になれば、これまでの結果を求める教育の考え方や効率性、均一性、標準化した評価軸で人間を見る社会が変わります。

　結果ではなくそこに至るプロセスで成長することに価値がある。「ふつう」「みんな同じ」から「唯一性」「得意」「オリジナル」などが価値をもつ時代に変化します。ここにプロセスが見えるポートフォリオが役立ちます。一人ひとりの感性や才能や関心が顕在化されるポートフォリオの存在が輝きます。

人間にしか果たせない 3 つのこと

　ネット空間にある膨大なデータや知識で課題解決のアドバイスをくれる AI、しかし…

　　　　◇　未来へありたいビジョンを描くこと
　　　　◇　目の前の現実から課題を見出すこと
　　　　◇　これから向かう目的や目標を決めること

これは人間にしか果たせないことです。ここにビジョンとゴールを明確に現実の課題解決に向かうプロジェクト学習が応えます。

> AI は過去データで生きている
>
> 人間は未来を描き現実にするために生きている

プロジェクト学習で「新たな価値創造」

　プロジェクト学習は、新たな価値を生み出し、目の前の現実を変える教育です。新しい価値を生み出すためには、さまざまな角度や視点で物事を見て考える必要があります。デジタル空間で時空を超え他者と Co（共に）Creation（創造）するプロジェクト学習は、自分とは違う考えや文化をもつ人々との対話やポートフォリオのシェアで展開します。それは多視点で

世界を見る感性となり、彩りゆたかな未来を生み出す力となります。

学びとキャリアの未来デザイン

　AI が日常化しつつある今、求められる教育とはどのようなものでしょうか？　AI 社会で生きていける能力やスキルの教育？　いいえ違います。AI をパートナーにして、私たち自身がありたい未来を創造し、新たな価値を生み出せるための教育です。ここにポートフォリオ・プロジェクト学習が、次世代のプラットフォームとして応えます。

　一人ひとりがビジョンを胸に、学びもキャリアも自らデザインする、そんなワクワクする時代はもう始まっています。
　さあ！　あなたのビジョンは何ですか？　そのために学びやキャリアをどうデザインしますか？

[本書の案内]

Part Ⅰ:DX で社会や教育はどう進化するのか、「プロジェクト社会・ポートフォリオ時代」における学びやキャリアのデザインイメージをお伝えします。

Part Ⅱ：プロジェクト学習・ポートフォリオの基本と活用がわかる章です。デジタルポートフォリオの機能と魅力が理解できます。指導者に必要なポートフォリオの見方の極意、7 つの手順がわかります。

Part Ⅲ：実践に有効な章です。「一人ひとりがポートフォリオを持つ時代」に向けてすぐに使える「ポートフォリオ導入スキーム」、キャリア継続支援にポートフォリオを活かす方法、ポートフォリオを活用するための「未来教育シート 1 ～ 5」からなります。「対話コーチングシート」がすぐにでも役立ちます。

Part Ⅳ：オンラインでプロジェクト学習を行う際に必要な 3 つのマネジメント「セルフマネジメント」「環境マネジメント」「教育マネジメント」の要点が掴めます。

Part Ⅴ：学校から社会までの、ポートフォリオ・プロジェクト学習の豊富な実践事例と実践者の声を紹介します。

目 次

時空を超えてCo-Creation
AI 時代—人間にしか果たせない「新たな価値創造」······················· II

PART I 教育DX…時空を超えた新しい学びへ

意志ある学びの時代へ ···································· 002
1 教育DX…5つの未来ビジョン ·························· 004
2 DAOとプロジェクト社会 ···························· 017
3 ビジョンでつながるデジタル空間 ···················· 025
4 『新たな価値創造』を果たすプロジェクト学習 ············ 031
5 ポートフォリオで学びとキャリアのデザイン ············ 034

PART II デジタル空間の［ポートフォリオ・プロジェクト学習］

1 ポートフォリオ・プロジェクト学習で「意志ある学び」 ····· 042
2 共通の学習空間は［デジタル空間］ ···················· 072
3 AI時代—次世代プロジェクト学習 ···················· 078
4 デジタルポートフォリオの魅力と機能 ················· 084

PART III ポートフォリオの導入と活用［未来教育シート］

1 一人ひとりがポートフォリオを持つ時代 ··············· 094
2 ポートフォリオ導入スキーム ························· 099
3 DX—自ら学びをデザインする未来 ··················· 108
4 ［ポートフォリオ活用］未来教育シート ················ 113
5 教育DX—ポートフォリオ評価 ······················ 124

PART IV オンライン教育を成功させる3つのマネジメント

1 オンライン教育を成功させる3つのマネジメント ········· 128
2 ［SEE図］3つのマネジメント ························· 138
　　最も重要なセルフマネジメント ····················· 138
　　環境マネジメント ································· 139
　　教育マネジメント ································· 146

PART V [実践事例] 教育DX…人間を大切にするプロジェクト学習

1 実践者の声（学校長、大学教員、看護部長、法人理事長（医師）） ··············· 152
2 実践事例（中高等学校、専門学校、大学、医療機関、看護協会、教育委員会等）
·· 157

VALUE ページ

◆ 自分の意志で生きる7つの目標 ·· 042
◆ ［ポートフォリオの見方…7手順］ ··· 083
◆ ［ポートフォリオ導入スキーム］ ·· 100

◆ 未来教育シート.1 ［ポートフォリオ活用 チェックリスト］ ············· 115
◆ 未来教育シート.2 ［プロジェクト学習のフェーズと活動］ ············· 117
◆ 未来教育シート.3 ［プロジェクト学習のポートフォリオの内容］ ······ 119
◆ 未来教育シート.4 ［プロジェクト学習の対話コーチング］ ············ 121
◆ 未来教育シート.5 ［ポートフォリオ活用ラダー］ ······················· 123

◆ コ・クリエーション（Co-Creation） ·································· 75,150

実践者の声、実践事例の全体および本書で紹介した
シートや図の一部を以下からダウンロードすることができます。

Q　　**鈴木敏恵の未来教育デザイン**　　検索

https://suzuki-toshie.net/mirai-kyoiku/

教育DX
…時空を超えた新しい学びへ

意志ある学びの時代へ

1　教育DX…5つの未来ビジョン

2　DAOとプロジェクト社会

3　ビジョンでつながるデジタル空間

4　『新たな価値創造』を果たすプロジェクト学習

5　ポートフォリオで学びとキャリアのデザイン

意志ある学びの時代へ

教育DXのプラットフォーム…ポートフォリオ・プロジェクト学習

　世界中に DX（デジタルトランスフォーメーション）の波は寄せ、企業、行政、教育、医療など分野や領域を問わず、私たちの慣れ親しんだ社会の姿や生活のあり方を大きく変えつつあります。

デジタルトランス
フォーメーション
(digital
transformation ;
DX)
デジタル化による根
本的な変化・変革。

　DXとは、デジタル化されることで既存のものが根本的に変わること。教育であれば存在意義や理念、あり方など全体を根本的に変えるもの、デジタル化がもたらす新たな価値やスタイルを創造する概念、これまでの教育がまったく新しい次元へ移行することとイメージしてもいいかもしれません。

　先人から伝承されてきた知識や今現在のデータ、情報などがデジタル化され、世の中のあらゆる最新の教育コンテンツが誰でもいつでもどこでも気軽に手に入るようになれば、当然、教科書やノートのデジタル化にとどまらず、授業、研修、教育のあり方が根本的に変わります。

　学校や教育の根本的な変革——教育 DX は、すでに始まっています。教室という閉じられた空間で黒板の前に立つ先生へ全員が同じように向かい、共通の教科書を手に知識を与えてもらうという従来の授業の姿を、完全に過去のものにしつつあります。

　DX は同時に、AI やテクノロジーがこれまで人間がしてきた仕事や管理維持を行うようになる社会で、「人間だからこそ大切なことは何か？」「人間にしかできない教育とは何なのか？」を私たちに考えさせることになりました。

・　　・　　・

　正解や定型のあることは AI やテクノロジーに任せ、人間は人間にしかないもの、一人ひとり違う個性や感性を活かし、新しい価値を生み出す力や持って生まれた才能やセンスを磨き、可能性

を引き出す学びへと向かうことになるでしょう。知の領域のデジタル化は学校や教育の未来を飛躍的に広げます。

・　　・　　・

　新型コロナウイルスは、学校や組織における教育・活動のオンライン化を余儀なく迫り、教育DXを加速させました。今や対面による講義かオンラインかという2択ではなく、対面とオンラインを融合させることが日常化しています。

　学習者と画面越しに進めるオンライン授業は、これまで経験したことのない新しい工夫を要しますが、それ以上に、オンラインだからこそ可能となるまったく新しい学びの姿を見せてくれることとなり、これまでの教育のアーキティクチャー（設計思想や構造）に変革を迫りました。

　教室の中だけでなく、いつでもどこでも一人ひとりにカスタマイズされた学びをかなえる、デジタル空間で展開する新しい学びは、学習者を自ら意志をもって向かう人に成長させます。それは人生100年の時代、自ら学び続ける力とつながります。

　自分で学びのデザインもマネジメントも行う、ポートフォリオ・プロジェクト学習・対話が次世代の教育プラットフォームとして新たな道を開きます。

・　　・　　・

　DXは、世界を根本的に変えつつあります、教育が目指す方向も、手段も環境もこれまでとはまったく違うものになります。DXで何がどう変わるのか、それはどんな教育の未来を連れてくるのか…。

　いいえ、その未来を創造するのは私たち自身です。

海図なき出航ですが、向かう未来の教育でも今現在でも大切なものは変わりません。それは、一人ひとりが輝く意志ある学びの実現です。

1 教育DX…5つの未来ビジョン

AIが教育を根本的に変える

　教育DX、デジタルによってどう教育は変わるのか。それは授業がオンライン化されることでも教育にICTが導入され、1人1台のPCやWi-Fi環境が整備されることでもなく、AIが膨大な学習データをもとにその人にあった個別最適な学びを提供してくれることでさえなく…もっと根源的な変化、何のために教育はあるのか…というその価値やあり方もまったく新しいものに創造されるかの変化となるでしょう。

　子どもたち若者たちはすでにこの現実空間にいながら、手の中のデバイスで学びや生活、交流の多くの時間…デジタル空間で考え、仲間とおしゃべりやショッピングをしています。
学校や教育もこのリアル空間だけでなく、もう一つの時空を超えたデジタル空間で伸びやかで多様な価値観の未来へ向かってもいいときです。

　ChatGPT（生成AI）などが日常化する近い未来の社会や教育はどんな姿をしているのか？DXで何かどう変わるのか？その変化とその先にある未来の教育へ5つビジョンを描いてみたいと思います。

遅れている日本の教育のデジタル化
日本はインターネットをゲームやSNSなどで楽しむために使うことは他の国以上なのですが、授業の後に関連資料を見つけるためにインターネットを閲覧したり、学ぶために使ったりすることはOECD諸国の中で低いのが現状です。

ChatGPT
ChatGPTとは、OpenAIが開発した、人間を相手にしているときと同じような応答を可能にする「対話型AIチャットボット」、膨大なテキストを学習しそれに基づいて新しいテキストを生成する人工知能モデル。

教育DX…5つの未来ビジョン

[1]　『教育の目的』が変わる

[2]　『知識の伝達』が変わる

[3]　『教育手段』が変わる

[4]　『知の環境』が変わる

[5]　『教育の未来』が変わる

[1] DXで…『教育の目的』が変わる

DXがかなえる—人間を大切にする新しい社会

　これまでの教育は「社会や組織」が必要としている均一・同質な能力スキルを備える人材を育てることに力を注いできました。よい成績でよい大学・企業に入ることを目指し同じ評価軸の下に学習する…在学中から社会人基礎力を身に付ける…マナー講座を受け組織の一部としてまじめに「言われたとおりの人」になる…。しかし、DXの到来でこのようなことはAIやテクノロジーが私たち人間より遥かに上手に効率的に果たす時代がすでに始まっています。

　そこで価値を持つのは、AIやロボットにはなく、私たち人間がもつ感性や個性、世界観、独自性からなる彩り豊かな一人ひとりと言えるでしょう。

組織中心から人間中心へ

　DXで社会の姿が変わります。DXは、人をビジョンや共通課題で結びつけるような未来を可能とします。

　その未来は既存の組織（学校、企業など）が中心ではなく、人間中心のしなやかな世界です。そこではビジョンや課題を中心に人々が集結し、プロジェクトが価値あるアウトカムを社会へ生みあげたら解散し、また新しいビジョンのもと多様な人々が夢をかなえるために集まりプロジェクトをスタートさせます。

プロジェクト社会
p.23 参照

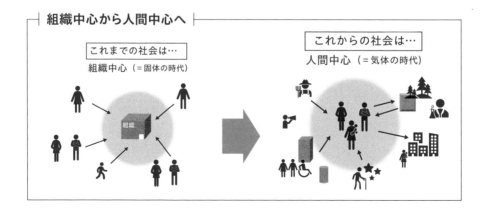

組織中心から人間中心へ

これまでの社会は…
組織中心（＝固体の時代）

これからの社会は…
人間中心（＝気体の時代）

プロジェクト社会・ポートフォリオ時代の到来

　DXは教育の目的を変化させます。教育の目指すところはこれまでのような「社会に求められる人」ではなく、自ら新しい価値創造する「未来社会を生み出せる人」になるでしょう。

　「新たな価値」を生み出すためには、既存の価値観、同質な能力やスキルを備え、言われたとおりにきっちりとできる従順な人ではなく、多様なキャリアや独自の感性やビジョン、可能性などをもつ一人ひとりの存在になることが鍵となります。

数値化できない評価をかなえるポートフォリオ

　未来へ向かい「新たな価値」を生みだす社会において、教育の目的は、これまでのように全員に同じような能力やコンピテンシーを身に付けさせることではなく、多様な考えや価値観、文化などを背景とする一人ひとりを尊重し、その人の個性や才能、感性、能力などを見出したり、引き出したり、高めることに変わるでしょう。それらは数値化することはできません、ここにポートフォリオが役立ちます。

　ポートフォリオは、自分の資質やセンス、自分のよさに気づき、未来に向かいしたいことがわかってくる…自己肯定感や自尊感情にも繋がり、一人ひとりをより輝かせます。自分はどう生きたいのかビジョンを描くことにも役立ちます。

DAO とポートフォリオ

　能力やスキルは数値やルーブリックで評価できますが、素質やセンス（感性）や未来へのビジョン、可能性などは単純に数値化することはできません。

　「私はこれができるよ、得意なんだ」

　「これまで10年続けてやってきました、これが好きなんです」

などとポートフォリオを共有し、互いの個性を活かし合いながら新しい価値を創造します。

プロジェクト
(Project) とはラテン語の Pro + ject：前方に投げかけること。プロジェクト社会とは、人間ならではの「新たな価値」創造が主流となる社会。

DAO
(Decentralized Autonomous Organization)：非中央集権型自律分散組織
ネットワーク上を主たるステージとしコミュニティーによる組織運営。共通するビジョンや仲間意識で連帯した人たちがプロジェクトを動かす。中央の管理者なしにフラットな立場の個人が主役となる。

共感でプロジェクトは動く

　これまでの社会は定型や既存物からなる「固体」のイメージです。DXによる新しい価値を創造する社会は輝く粒子が互いに影響し合うようなしなやかで自由な社会です。ちょっとしたきっかけで集合する光の粒子が躍動するかのような社会は「気体」をイメージさせます。ここで描くプロジェクト社会はweb3の象徴ともいわれているDAO（非中央集権型自律分散組織）に共通し"ビジョン"の存在が鍵となります。

プロジェクト社会
p.23 参照

　DAOもプロジェクト社会も個性や能力の異なる一人ひとりが自らのセンスや独特の才や能力を溢れるように出し合い、シナジー（相互作用・相乗効果）を高め、新しい価値を創造的に生み出します。

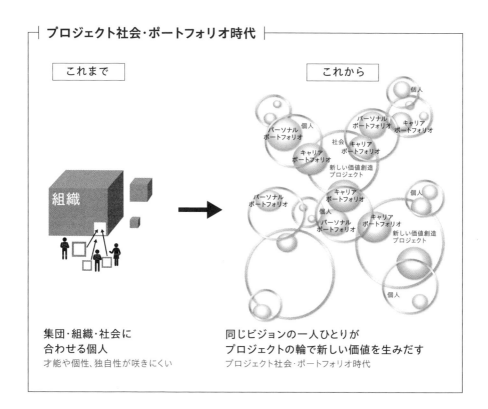

プロジェクト社会・ポートフォリオ時代

これまで

これから

組織

集団・組織・社会に
合わせる個人
才能や個性、独自性が咲きにくい

同じビジョンの一人ひとりが
プロジェクトの輪で新しい価値を生みだす
プロジェクト社会・ポートフォリオ時代

[2]　DXで…『知識の伝達』が変わる

　教師が学生たちへこれまでのように講義していたら、突然ひとりの学生が手を挙げて言いました。「それって自分でネット見れば分かることですよね？」……もう数年前の出来事です。

「教えてもらう」から「自ら知識を得る」へ

　長い間、教育といえば、世界のどこの国でも共通して浮かぶイメージは、先生から生徒へ「知識・情報」を一方向に教える様子ではないでしょうか？

　しかしDXは、この「知識・情報」の流れに根本的な変革を起こしました。スマホや1人1台コンピュータを手にした学習者はわからないことや必要なことがあればその都度友達に聞いたり教え合ったりします。学校の先生を超え、専門家や当事者とつながります。手のひらの中で世界中の知識や情報を得ることが可能な状況にすでになっているのです。

一方向から放射シェアへ

　それだけではありません。DXは、学習者自らを「知を生み出し広く世の中へ伝播させる存在」に変化させました。もはや知識

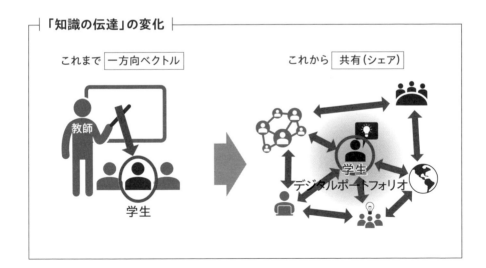

「知識の伝達」の変化

これまで 一方向ベクトル

教師
学生

これから 共有（シェア）

学生
デジタルポートフォリオ

の伝達は単純な一方向のベクトルから、自由に拡大する放射状に変化しているのです。

「その目的のために、どんな情報がいるの？」

　与えてくれる知識をただ覚えればいいのであれば、簡単です。学習者は何も考える必要がなく、与えられたものを口に入れればいいのですから。しかし時代はフルスピードで変わり、すぐに知識は陳腐化し、自ら知識や情報を獲得できる力が必要となりました。それは、これまでのように「わからないこと」「知りたいこと」を検索するといった「調べ学習」とは異なります。

　ビジョン（目的）やゴール（具体的に目指す目標）を達成するために情報が要る、という意志あるものとなります。

　知識や情報を自ら獲得し、それらを活かして自ら「価値ある知」を生み出し、世の中へ提供するプロジェクト学習がかなうためには、「価値ある知を生みあげるために、どんな情報がいるのか？」を未来から逆算して、自分の頭で考えられることが必要なのです。

［必要な情報力］
・どんな情報が必要かがわかる
・絶対にいる情報は何か、優先順位を考えて決断できる
・その情報はどこにあるのか考えられる
・信頼性の高い情報をすばやく得ることができる
・複数の手段で確認する習慣が身につく

与えられた学びから意志ある学びへ

これまで
与えられた情報

これから
自ら情報獲得がぐさる

Teacher　Studnt

知

知識　情報　知　知

Teacher　Studnt

[3]　DXで…『教育の手段』が変わる

「個別最適な学び」を実現するAI

　DXの時代、「正解のある学び」は教師から（一斉に授業で）教わらなくともAI教材やオンライン学習が提供します。自分に合ったコンテンツや進度、文字や音声などのインターフェースを選択したり、学習者の身体的特性や学習の理解度などに合わせるなど、一人一台のPCとWi-Fi環境により一斉授業から「個別最適な学び」への移行が始まっています。

「最適な手段」を考えるのは「自分」

　AI・テクノロジーがかなえる「個別最適な学び」とは、一人ひとり異なる理解度、資質や能力、方向性に合ったまさに最適な学びを実現できることで、DXがかなえる価値ある新しい学びの一つと言えるでしょう。ここで、もう一つ違った視点で個別最適な学びを考えてみたいと思います。

　「意志ある学び」で、「新しい価値を創造できる教育」を実現することを次世代教育の一つのゴールとするならば、学びの手段は、手元の情報端末の中の個別最適な学びだけではないことに改めて気づかされます。

　手元の画面から顔を上げ、目の前の空間や窓の外に広がる現実の世界へ視線を馳せてみる…。一歩後ろに立ち広い画角で考えてみれば、そこに見える多様なもののすべてが自らの学びや成長をもたらす躍動的な学びの素材であり、手段となり得ることに気づきます。

　同じテーマの他校のオンライン講義、YouTubeの中の専門家の解説、一つのテーマで集結された論文や最新データが日々アップされるサイト、現地…火山・生き物・森林・宇宙などただひたすら定点観測しているさまを見ることができるライブカメラ映像…特定の知的関心で集結しているSNS…。もちろんネットやメディア活用ばかりでなく、自分自身が直接そこへ行き、身体全体の知覚で感じて得ることのできる感覚情報の価値を実感し、そこで出会う人々へ近づきインタビューしてみるなど、学校の教室で

教育DX…そこで先生はいらない？
教育DX…そこで先生はいらないのでしょうか？いいえ、そのときこそ、先生はひとりの人間として彼らに影響を与え、学び心に火をつける存在として活躍するでしょう。学び手と同じステージに生き、同じ現実を見ながら対話することは人間にしかできないからです。

PCに向かい先生の指示の下、授業を受けることが学び、という先入観から離れてみれば、無限に近い多種多様な手段で自ら学び成長できることに気づきます。さらに、DXは予想を超え進化・拡大し、さらに自らの意志で自らの学びを自由にデザインするという概念を広げつつあります。

指導から対話へ

　同じ教室で同じものを同じように学び、同じ評価の観点で評価されてきたことが変わる。一人ひとり違う才能や得意分野や価値観を大切にして伸ばす未来に変わる。もちろんそれは、単に一斉授業から個別最適化されて、デジタル教材の進捗の速さや表示が個別最適になることをはるかに超えて望む生き方や未来のバリエーションが思いっきり多様になるということです。そこで教師に求められるのは「指導」することではなく一人ひとりと未来志向で「対話」することとなります。

学習手段の多様化

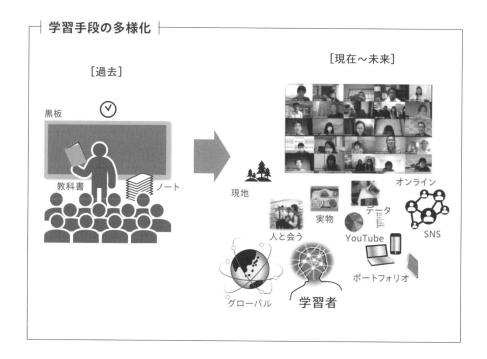

[4]　DXで…『知の環境』が変わる

時空を超える「デジタル教室空間」

　片手にスマホ（情報端末）を持ち、自分の学びの目的に最も合った環境で知的活動を展開する、それは自宅かもしれないし、地元の商店街の一角や美しい渓谷、あるいは生産現場など、時空を超えて互いにオンラインでつながり合いながら学ぶ…近い未来このようなシーンが日常となることでしょう。

　学校の廊下に並ぶ長方形の教室で小さい机に向かい授業を受けるという学びの環境が大きく変化しつつあります。誰もが情報端末を身近に持ち、至るところでネットが使えるようになる近い未来ではデジタル空間と現実のステージ、この二つの学び空間で学習者はしなやかな成長を遂げるようになるでしょう。

学校に「現実」を入れる、社会に「学び」を入れる

　昔は、知識は学校が与えてくれるもので、社会に出たらそれを活かして働き続ける、ということが当たり前の認識でしたが、変化の激しいこれからは、リアルとデジタルの二つの環境で、自ら知識に手を伸ばし学び続けることが当然となります。その学びの軌跡は自らポートフォリオに一元化します。

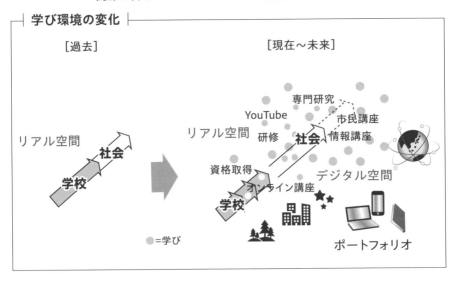

学び環境の変化

[過去]　　　　　　　　　　　　　　　[現在〜未来]

個別最適な学びの「環境」は自分で決める

　「いつでも・どこでも・誰でも」を可能としたパソコン1人1台、Wi-Fi環境の整備が進んだにもかかわらず、なぜ教室で一斉に授業を行わなければならないのか？　「○○までに○○ができるようになる」と言う目標さえ明確であれば、自らの最適環境で学ぶこともありでしょう。

　1人1台、Wi-Fi環境の整備が進んだ今、「自らのパフォーマンスが高まる環境を学習者自ら決める」ことがもっと広がってもいいのではないでしょうか？　「自分はここで学ぶ」という空間や場所を学習者自身が選択できるようにする学習は「教室の中で先生の指導の下に行うもの」というこれまでの当たり前を捨て、学習者が自分で居心地のいい場所を見出すということもあり得るでしょう。そこがベンチであれ、屋上であれ、車や飛行機など移動空間であれ、デジタル空間で学びを展開することができるのですから。

ABWというコンセプト

　新型コロナウイルスの感染拡大を機に、本格的にリモートワークを定着させているある企業の社員は、離島へ移りそこからリモートで参加するという働き方を決めました。自らの意思で自分のパフォーマンスが高まる環境を自ら選択した生き方です。社会全体のDXがさらに進めば、このような動きはこれからさらに広がるでしょう。そこで一つのヒントとなるのがABW（Activity Based Working）という考え方です。ABWは新しい働き方に伴うオフィス設計などで使われる用語です。

ABW（Activity Based Working）
一人ひとりが仕事内容に応じて働く場所や時間を自由に選ぶ働き方のこと。固定席を設けず、仕事の内容によって使用する空間やデスクを選ぶといったスタイルを可能とする、オフィス設計の視点。

　学校ではどうでしょうか？　「ここが最適！」を決めることがもっとしなやかに許されてもいいのではないでしょうか？

　『もっともパフォーマンスが上がる、自分にとっての個別最適な学びがかなう環境を──自ら決めることができる力』は、彼らが新しい未来の社会を創造する時にも役立つでしょう。

[5]　DXで…『教育の未来』が変わる

教育DX──人間にしかないものを高める

　教科からプロジェクト学習（Project Based Learning）への移行は、先進国の潮流です。

　次世代プロジェクト学習は目の前の現実の課題に立ち向かう力とともに未来志向でビジョンを実現する力を身につける、意志ある学びをかなえます。

・　　　・　　　・

　DX時代、教育がどう変わるのか？　教育に何を求めるのか？　未来はどうなるのか？　それは誰もわかりませんが、本格的なデジタル化が進む今、明らかなことは、AIやテクノロジーができることは任せ、人間は人間にしかできないことを一層大事にするようになる、ということでしょう。

　「人間にしかできないこと、人間だから大切にしたいもの」とは何でしょうか？

未来へビジョンを描き「新しい価値創造」

　現代は地質学上、人類が地球の生態系などに大きな影響を及ぼす「人新世」の時代といわれます。世界中で加速するDX、さらに人新世、地球規模でこれまで人間が作り出してきたモノやシステム、価値観などが根底から問われている今、未来をこれまでの延長で考えることはできません。既存の組織や企業などにおいて求められた知識やコンピテンシー、社会人基礎力やビジネススキルなどを超越し、新たな価値観で新しい社会をつくる力と教育が求められます。

　それは、新たな価値を生み出せる知性や感性、何より未来へビジョンを描く力、描いたビジョンを実現するために他者とともに力を合わせる力といえるでしょう。ここにリアルとデジタルの2つの空間で平行にフェーズを展開する次世代プロジェクト学習が新しい教育プラットフォームとして応えます。

人間にしかできないこと
教科で身につく「知識・スキル」でできる仕事は、PCやロボットが人間より遥かに高性能でしてくれます。目の前の現実から身体感覚で得た、情熱や知の気づきで行動することは人間にしかできません。

次世代プロジェクト学習
意志ある学びを理念とした、プロジェクト手法による学習方法。目的（ビジョン）と目標（ゴール）を明確にして自ら目標へ向かう学習。目の前の現実から課題発見をする力、全体を俯瞰する力などが身につく。筆者が構想設計し、全国の教育界・医学界などプロフェッショナル教育に広がっている。

「現実」こそ DX 時代の学びステージ

　次世代プロジェクト学習は、机上やスマホの画面からスタートしません。目の前の現実を見るところからスタートします。
地震などの災害、環境、健康、感染、紛争、差別、人口減、フェイク情報など、目の前の現実は理想郷ではありません。そこに目を向ければ常に何らかの「このままじゃいけない、何とかしなくては！」という「課題」があります。

　次世代プロジェクト学習は、現実をステージとし、そこにある課題へ立ち向かいながら、よりよき未来の実現を願い目指す学びです。

高まる「情報獲得力・状況判断力・人間性」

　ビジョンを実現するためには、現実から課題を見出せる力、その課題を解決するためにネットに溢れる情報から的確に素早く情報を獲得できるクリティカルシンキングも身につける必要があります。ネットにある情報だけでなく、人と会いその人が持つ知識やものごとの見方などを学ぶためには、型にはまった挨拶だけでなく人間として真摯さや相手の状況を理解できるセンスや熱意も必要です。それにより、自ずと人間性が高まります。

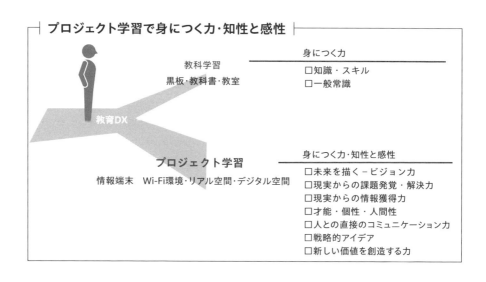

プロジェクト学習で身につく力・知性と感性

教科学習
黒板・教科書・教室

身につく力
□知識・スキル
□一般常識

教育DX

プロジェクト学習
情報端末　Wi-Fi環境・リアル空間・デジタル空間

身につく力・知性と感性
□未来を描く−ビジョン力
□現実からの課題発覚・解決力
□現実からの情報獲得力
□才能・個性・人間性
□人との直接のコミュニケーション力
□戦略的アイデア
□新しい価値を創造する力

それは正解のない「未来シミュレーション」

　次世代プロジェクト学習は、目の前の現実を見て未来をよりよくするために現状や事実、ニーズなどを手に入れ、同じビジョンを目指すプロジェクトメンバーと力を合わせて、試行錯誤しつつ具体的な解決策を社会へ提案します。いわば、明日起こり得る事態に備える未来シミュレーションのような学びといえます。

何のために何をやり遂げたいのか?

　現実は一瞬一瞬、そこに登場する人間の動きも心身の状態も変わるため、まったく同じケースは存在しません。当然そのまま使える正解に近い「課題解決」は検索してもあらわれません。では、このような「正解のない学び」は何をよりどころに進捗したらいいのか?何のために何をやり遂げたいのか?プロジェクトのビジョン（目的）とゴール（具体的な目標）の存在が確かな未来への指針となります。

デジタルポートフォリオで最適なフィードバック

　そのゴールへ向かうすべてのプロセス（軌跡）がデジタル空間のポートフォリオにあるので、いつでもメンバーはもちろんコーチや指導者は、最適なタイミングでフィードバックすることができます。

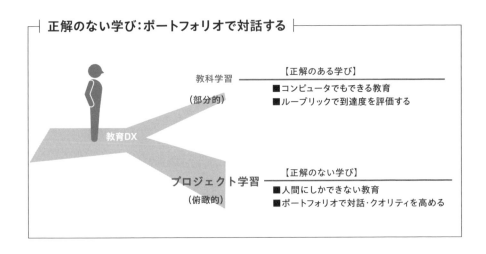

正解のない学び：ポートフォリオで対話する

教科学習
（部分的）

教育DX

プロジェクト学習
（俯瞰的）

【正解のある学び】
■コンピュータでもできる教育
■ルーブリックで到達度を評価する

【正解のない学び】
■人間にしかできない教育
■ポートフォリオで対話・クオリティを高める

2 DAOとプロジェクト社会

変化する[学校・社会]

　　時代が大きな変革を迎えようとしている今、社会も生活も仕事もどんどん姿を変えています。これまで長い間、ほとんど大きな変化をしていなかったのが「学校・教育」です。学校の中の人々にとって当たり前のことでも、社会と大きなギャップが生じています。

　　そこには、日本の学校教育制度が始まってから150年経った今も、基本的な姿やあり方が変化していない現状があります。日本全国の学校における均一性、正解が一つしかない学び、多くの学校で同じように行われている到達度チェック、同じ評価の観点で一人ひとり違う子どもたちを評価すること。

私も含め多くの人は、自分が経験したことがなんとなく標準と受け止めがちです。しかし学校や教育だけが長い年月変化していない点はたくさんあります。

COLUMN

今やレガシー?

- ・学校建築…真っ直ぐな廊下、長方形の教室、昇降口…
- ・先生が黒板の前に立ち教科書で教える風景
- ・みんな一斉に展開する風景（手元のPCの中だけ個別最適化）
- ・言われた通り、お手本どおりにできるとよいという評価
- ・前ならえ。きっちり揃って並ばせる文化
- ・毎日学校へ通い教室の自分の席にずっと座ること
- ・偏差値・標準・普通という意識、無意識の評価の文化
- ・同じ年齢の生徒、教室は一つという概念
- ・学年、学種別、部活の先輩・後輩
- ・毎日通い、小さな教室の机にずっと向かうこと
- ・中学生らしく、高校生らしく、〇〇らしく
- ・同じ体操服、同じ上靴…

DX時代…人間中心の社会

　これまでの教育は「社会や組織」が必要としている均一・同質な能力やスキルを備える人材を育てることに力を注いできました。よい成績、大学、就職を目指し学習し、在学中から社会人基礎力やマナー講座を受講するなど、社会や組織で求められるものを身につけること、まじめに言われたとおりしっかり働く人が学校でも求められていた気がします。

　しかしDXの到来で、このようなことはAIやテクノロジーが人間に代わり、はるかに上手に効率的に果たす時代がすでに始まっています。

　そこで価値を持つのはAIやロボットになく、私たち人間がもつ一人ひとりの感性や個性、世界観、独自性からなる彩り豊かな存在そのものと言えるのではないでしょうか。その教育の目的は、全員に同じような能力やコンピテンシーを身に付けさせることではなく、多様な考えや価値観、文化などを背景とする一人ひとりの違いを尊重し、その人の個性や才能、感性、能力などにフタをせず、見出したり、引き出したり、高めることです。

　インターネットでつながったデジタル空間で、人々は容易に共通するビジョンや課題でつながることを可能とします。それは既存の組織（国、企業など）の仕組みや価値観などにとらわれない、人間中心のしなやかな世界、DAOの概念に近いイメージです。

DAO
p.22、p.24 参照。

「組織」から「個人」へ変化する社会

これまで…組織中心　　　　　　　　これから…人間中心

・国・企業
・学校・団体
組織

・人間
・個人

「固体の時代」から「気体の時代」へ

　　すでに DX で 仕事も学びも生活も大きく変わり始めています。その変化をイメージで表すなら、これまでの社会は、空間や時間の制約の上にあり既存の集団や組織を前提とする、動きのない「固体」に近いイメージです。

　　一方、DX 後の社会は、デジタル空間で瞬時に知と知がつながり時空を超えた活動、創造的な学びを可能とする大気に躍動的に跳ね回る粒子のような「気体」のイメージです。

　　それは、主たるステージをデジタル空間とし、共感やビジョンを同じくする人々がフラットに参加しアイデアや知恵などを出し合い、プロジェクトで仕事や学びを進めるイキイキとした社会です。

プロジェクト
p.23 参照。

　　新たな価値を生みあげた後は、また新しいビジョンのもと多様な人々が一緒に夢をかなえるために集まり、プロジェクトをスタートさせる…人間中心の躍動性のあるしなやかな社会です。

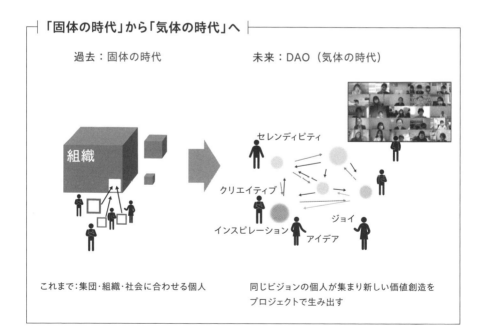

「固体の時代」から「気体の時代」へ

過去：固体の時代　　　　　　　未来：DAO（気体の時代）

組織

セレンディピティ
クリエイティブ
インスピレーション
アイデア
ジョイ

これまで：集団・組織・社会に合わせる個人　　　同じビジョンの個人が集まり新しい価値創造を
プロジェクトで生み出す

プロジェクト学習でプロジェクト社会へ!

　DX は、はじめに組織ありきの固体の社会から、はじめにビジョンありきのデジタル空間で躍動するプロジェクト社会への移行をもたらします。すでに終身雇用制度の終焉、メンバーシップ型からジョブ型へ自律的な働き方への移行、DAO などその兆候は見えています。

　プロジェクト社会とは、これまでの企業や組織を中心とする社会や経済、仕事のあり方から進化しつつある、ビジョンや課題意識を共通とする人々の繋がりやプロジェクト志向で課題解決、ビジョン（夢）の実現へ向かう社会（の概念）です。教育、仕事、政治、福祉、医療…多くのものがプロジェクトベースで知をシェアしながら「新たな価値」を創造的に生み出す知性と感性の社会とも言えます。

　ここに対応する「未来教育プロジェクト学習」（以下、プロジェクト学習）はビジョン・ミッションを胸に学習者自身が、他者とともに価値ある知の成果を生み出すことをゴールとする、まさし

未来教育プロジェクト学習
筆者が 20 年程前から提唱、実践し現在、教育界や医療界に広がっている。意志ある学びを理念とする次世代のプラットフォーム。主にプロジェクト学習・ポートフォリオ・対話コーチングを手段とする。

未来教育プロジェクト学習のイメージ

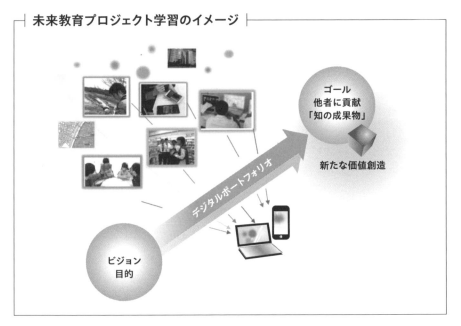

ゴール
他者に貢献
「知の成果物」

新たな価値創造

デジタルポートフォリオ

ビジョン
目的

くプロジェクトの考え方をベースに向かう学びです。

　目の前の現実をステージにオンラインとリアルのハイブリッドで展開するプロジェクト学習の知の軌跡は、すべてデジタル空間のポートフォリオに一元化され、プロジェクトのスタートから成果までを仲間やコーチ、ファシリテータ役の教師と共有しながら展開します。

DAOと未来教育

テーマポートフォリオとは
プロジェクト学習や目標管理など、自分なりの目標（ゴール）へ向かうプロセスで手に入れた情報や思考、行動などを一元化するファイル。（p.63 参照）。

パーソナルポートフォリオとは
p.63、p.95 参照。

キャリアポートフォリオとは
p.63、p.99 参照。

**DAO
(Decentralized Autonomous Organization；
非中央集権型自律分散組織)**
自由に形成されたコンピュータ上での自由な集まりによって事業を進めていく組織。詳しくは p.6、p.24 参照。
［参考文献］
・エルテス、「DAO 構築・運用支援サービス」を提供開始. 日本経済新聞. 2022年6月1日.〈https://www.nikkei.com/article/DGXZRSP633519_R00C22A6000000/〉

　プロジェクト学習はメンバーの一人ひとりが、ビジョンを胸に他者に役立つ「知の成果」を生み出すというゴールへ向かいます。自ら未来に据えたゴールにロックオンすることで全体を俯瞰しつつ、意志をもって前へ進むことをかなえます。

　ゴールへ向かうプロセスで手に入れた軌跡を「テーマポートフォリオ」に入れつつ進みます。

　プロジェクト学習のスタートでプロジェクトメンバーは互いに自らの「パーソナルポートフォリオ」や「キャリアポートフォリオ」を生かし、オンラインやリアルで自己紹介のプレゼンテーションをします。そのことで、一人ひとりの持ち味、得意なこと、関心、考えなどを互いに理解し合うことが可能となりミッションの遂行能力を高めます。それは、各自のスキルや社会的立場を表面的に認識し合う以上に、プロジェクトを楽しく、かつ有効に進めていくことに役立ちます。また、最適な役割分担や親密さが生まれ、結果として一人ひとりの飛躍的な成長とシナジー効果につながります。

　プロジェクトを進める知的活動やミーティング、創作的な作業は、主にオンライン（デジタル空間）で進行します。これらプロジェクト学習の考え方と DAO（非中央集権型自律分散組織）には共通点があります。

未来教育プロジェクト学習の特徴と DAO との共通点

・共通するビジョンや課題意識でメンバーは集結する

・一人ひとりの意志や個性、生き方を尊重し合う

・メンバーはフラット。中央集権的なリーダーは存在しない

・プロジェクトのメンバー全体で知識や情報は共有される

・プロセスにおいてもその成果においても公開性・透明性が高い

・目的の絞り込み、「何のために」がはっきりしている

・知のアウトカム（新たな価値創造）を生みあげる

・価値ある成果へ向かう誇り、ミッションからなる人間的成長

プロジェクト・リップルス（波紋）
― 個人（グレーリング）とプロジェクト（ピンクリング）との関係 ―

　一人の願い（ビジョン）の1滴が水面にリップルス（波紋）となり、静かなさざなみのように広がります。水面下でつながって引き寄せられるように、一人ひとりがそのビジョンに共鳴・共感するかのように静かに集結しプロジェクト・リップルス（波紋）をつくります。

　プロジェクトは新しい価値創造をかなえ、ミッションを完了した後は解けるように元の水面に戻ります。

　ポートフォリオ・リングは新たな価値創造となり、プロジェクト・リップルスでそのビジョンをかなえます。

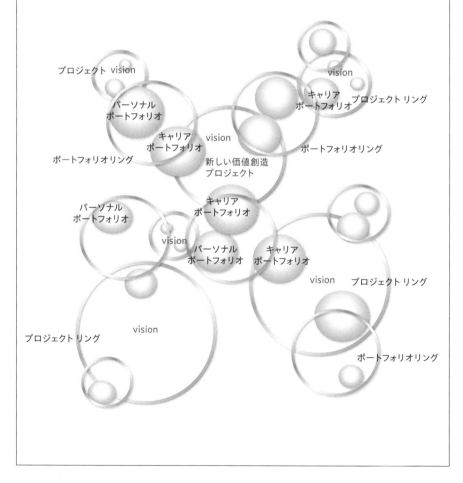

DAO（ダオ）とは

DAO（Decentralized Autonomous Organization）は非中央集権型自律分散組織と訳されます。同じビジョンや共感、仲間意識で連帯した人たちが集まりプロジェクトを動かし、中央の管理者なしにフラットな個人（一人ひとり）で運営され、通常はネットワーク上をステージとしデジタル空間で主たる活動を行う、新しいコミュニティー形成による組織運営のことです。

$\cdot$ $\cdot$ $\cdot$

これからは、自分のデータは自身で管理し、ユーザー同士が直接つながってデータを共有する分散型ネットワーク「Web3.0」（以下、web3）の時代。

Web1.0ではグローバルに「read＝読む」ことが可能になり、Web2.0ではグローバルに「write＝書く」ことが可能になり、そしてweb3ではグローバルに「join＝参加する」ことが可能になります。

米・マサチューセッツ工科大（MIT）メディアラボ元所長の伊藤穣一氏は、DAOについて「1つの目的のもとにDAOを立ち上げ仲間を募り集まった人たちが一緒になって様々なことを話し合い決定しそれぞれの責任を果たしながらプロジェクトを運営していく。（中略）そのプロジェクトに自分なりの方法で関わり貢献していくと言う形で運営されます」と述べています（出典：伊藤穣一：テクノロジーが予測する未来　web3、メタバース、NFTで世界はこうなる. SB新書クリエイティブ；2022.p.6. より）。

3 ビジョンでつながるデジタル空間

「web3」による新しい社会

NFT（非代替性トークン）
デジタルデータの改ざんや複製が不可能な証明書を付けること。仮想通貨に使われている「ブロックチェーン」の技術を使い、デジタル上のアート作品やコンテンツが世界に一つしかない「本物」であることを証明できる。

・新潟県長岡市：世界初　人口800人の限界集落が「NFT」を発行する理由. 仮想山古志プロジェクト.
https://www.city.nagaoka.niigata.jp/shisei/cate08/file/inobetiku-06.pdf

web3の象徴とも言えるDAO、ここにいま世界中の鋭敏なセンスをもった、人々やスタートアップ関係者の関心が集まっています。

DAOへの関心は、web3、NFT、ブロックチェーンといったテクノロジーやその複合がもたらす仕組み以上に、人類史さえ変え得るその理念（概念）にこそ価値があると受けとめられているのではないでしょうか。それは、未来社会のあり方を変革させ得るのではないかと人々の興味や期待が注がれています。

DAOは「上意下達」「指示する人、それに従う人」というこれまでの社会や組織に当然のようにあった構図をもちません。

これまでの統治機構、株式会社などの姿とはまったく違う、一人ひとりの個人が主役になる社会の概観、新しい人々の生き方、価値観などに多くの人が魅力を感じているのではないかと思います。

DAO・未来社会とポートフォリオ

過去
会社
学歴
派閥
学歴
履歴書
出身校
リアル空間

未来
Project Based Learning
DAO
価値創造
ビジョン
夢
ポートフォリオ
デジタル空間
ポートフォリオ
ポートフォリオ
リアル空間

DAOのとき…ポートフォリオでビジョンを聞かせて

　多様な人々が集まってプロジェクトで目的を遂行するDAOは、共通するビジョンの人々が集結し「新たな価値創造」へ向かう、一人ひとりがフラットな関係で成り立つ集合体です。

　DAO的な集合体では、先生や上司のいうことを「はい！」と返事して従順に言われたように動くというこれまで美徳（？）とされてきた行動原理が変化します。当然、目に見えない意識や文化を反映した、これまでの学校や会社、教育、社会全体の風景をまったく変容させることにつながります。

　そこでは、これまでの社会で少なからず重要と認識されてきた社会的ポジションや学歴、権威などを超越し、その人自身がもつ願いへの情熱や知性、才能や独自の世界観や、大切にしているものなど、個性あふれる人間らしい側面が重視されます。

　デジタル空間であれ時にリアル空間であれ、プロジェクトメンバーたちとの交流には、人間らしい率直な互いのビジョンへの関心や笑顔などがあふれるものとなります。そこには極めて人間らしい人と人が出会う嬉しさや深さという、経済的メリットや肩書き重視のつながりとはまったく違うものがあるのです。

・　　　・　　　・

　一人ひとりが自分のポートフォリオを見せて、魅力的なストーリーを描くことで、未来へのロードマップを進むためのアイデアや高度な知識や戦略的思考がそこに生まれます。Win-Winな関係などをはるかに超越し、個性や得意や才を惜しみなく披露し合い、よりよい未来を実現する……そんな動きがもう始まっています。プロジェクト社会、ポートフォリオ時代の予兆です。

ポートフォリオ・リング

　誰もが自分の中に「パーソナルな自分」と「社会的な自分」を持っています。それぞれを「パーソナルポートフォリオ」と「キャリアポートフォリオ」という概念で捉えることもできます。

・パーソナルポートフォリオで「自分」が見える
　自分の好きなことや関心、得意なこと、心奪われているもの、才能などパーソナルなものが主に入っているのが「パーソナルポートフォリオ」です。本来の自分が見えるポートフォリオと言えるかもしれません。

・キャリアポートフォリオで「仕事・経験」が見える
　キャリアポートフォリオ は仕事や経験の積み重ね、そこから得たことなどが見えます。本人ももちろんですが、社会がその人の経験や仕事の進め方、考え方、能力、スキルなどを理解したいとき役立ちます。

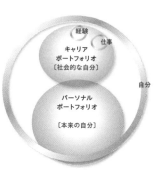

ポートフォリオ・リングのイメージ：
自分（ピンクの輪の中）に
パーソナルとキャリア、
二つの球体がある

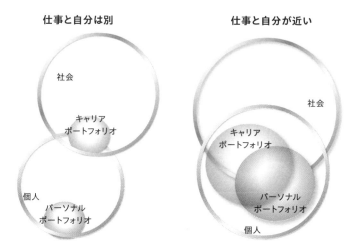

ピンクのリング（輪）は「自分」。グレーのリング（輪）は「社会」を意味します。
左図：これまでの社会（グレーのリング）では、自分（パーソナル）とキャリアが区別され離れていることが多いともいえます。　右図：看護師のような仕事は、持って生まれた素質とキャリアが近く重なり合うことが多いといえるかもしれません。

関連 p.95

一番大切なものは数値化できない

世界には同じ人が2人としていないように、まったく同じポートフォリオはありません。

大学の AO 入試も、企業の採用面接も、受け入れる組織と志望する個人の出会いのシーンとも言えるでしょう。

その出会いは、どちらが優位ということはなく、組織も個人もそれぞれビジョンをもち、「よき未来をかなえたい」と互いに正面で向かい合うものです。先見性のある組織なら「この変革の時代、社会で必要とされる存在でありたい」と考え、一緒に立ち向かえる人を求めています。そのとき本当に知りたいのは、その人の学歴でも過去のいい成績でも、恵まれた環境下の人だけが経験できそうな輝かしい海外ボランティアの履歴でもなく、社会人基礎力やスキル偏差値などの高い数値でさえありません。

自分の経験を客観的にとらえ、そこから自分がどれだけ学び得たかを考えられる前向きな感性や聡明さ、知識と現実を有機的に結びつけ新しい価値を生み出せる力などでしょう。ここにその人が経験と気づきがストーリーで見えるポートフォリオが役立ちます。

未来は、新しい価値を創造できる人を待っている

評価の観点が細分化されているものはデータ化、定型化しやすいといえます。それらは近い未来、さらにAIやテクノロジーが代替できる可能性が高いと言えます。

ポートフォリオはデザイナーやアーティストが持つ作品ファイル（バラバラの知や情報を一元化したもの）を意味します。

ポートフォリオからは、その人の数値化できない能力や個性、才や独自性、世界観が見えます。新しい価値を生みあげる可能性やセンスなど、AIやロボットにはない人間だけがもつもの、人間だから大切にしたいものを見ることができます

ポートフォリオを活かすことで、その人の魅力や多様な背景や深さが伝わり、互いを理解することがかない、一人ひとりがそのプロジェクトで個性や能力、持ち味を咲かせ生き生きと活躍することをかなえます。学歴や社会的ポジションではなく互いの個性や人生における作品へ互いに関心や敬意を持つ出会い、交流のシーンをポートフォリオがもたらします。

デジタル空間…ポートフォリオで引き寄せ合う

デジタル空間には何かしらその人につながるものがあります。何かかなえたいと思っている人、研究や探究をしている人、得意なことや大好きなものを持っている人は、必ずと言っていいほどSNSなどで表現や発信をしています。本人がしていなくとも、応援者や仲間がその人についての情報をネットで紹介しているということもあります。多くの人は普段の生活で何かしら情報や知識を集めようとしていますので、共通するビジョンや課題を持つ人同士がデジタル空間で引き寄せられるかのように出会う…そして気がつけば、DAO的なプロジェクトを一緒に始めている…このようなことは今では珍しくはありません。

ネット上に自らあげたものは、すべて「ポートフォリオとして機能する」と受けとめておくことも、よい未来を連れてきてくれるでしょう。

SNSなどにアップしておいた写真や作品、経験などは、ポートフォリオとして出会うべき人の目に留まることが大いにあります。
もちろん入試先や就職先にもポートフォリオとして知らず機能しているということも十分あることです。

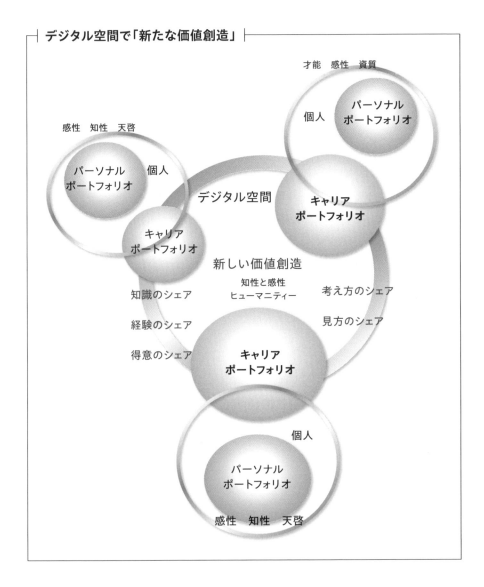

デジタル空間で「新たな価値創造」

才能　感性　資質

パーソナル
ポートフォリオ

個人

感性　知性　天啓

パーソナル
ポートフォリオ

個人

デジタル空間

キャリア
ポートフォリオ

キャリア
ポートフォリオ

新しい価値創造

知性と感性
ヒューマニティー

知識のシェア

考え方のシェア

経験のシェア

見方のシェア

得意のシェア

キャリア
ポートフォリオ

個人

パーソナル
ポートフォリオ

感性　知性　天啓

「新たな価値創造」とはいまの世の中にはない新たなものを生み
出すこと、それは目に見えるモノとは限りません。新しい見方、
ひらめき、有効な解決策やアイデア・仕組み、誰かに役立つ方法
を考え出すことなど、いろいろです。身近なところにも新しい価
値創造はたくさんあります。

4 『新たな価値創造』を果たすプロジェクト学習

人間だからできる『新たな価値創造』

AIにも人間以外の動物にもない人間にしかできないこと、人間だから大切にしたいものは何でしょうか？　それは、ビジョンを描く力、ありたい未来を描き、それを現実にカタチあるものとして創り上げる、夢をかなえる力とも言えそうです。

私たち人間は共通する願いやビジョンで集まり、今はないもの、たとえば橋や建物や医療の仕組みや国際協力機関など、有形無形の新しい価値を共に生み出します。

ビジョンを実現するためには、目の前の現実と対峙する力やそこから「必要な情報を手に入れる力」、課題を見出し「解決策を考え出す力」、互いの考えを一つひとつ積み重ね戦略的なアイデアを生み出し、課題を解決する力などが必要です。

互いの個性や得意を生かしながら、一人ひとり自分の持っている能力や得意をフルに出し合います。ここにポートフォリオとプロジェクト学習をベースとする次世代プロジェクト学習が新しい教育プラットフォームとして応えます。

> **AIと人間の決定的な違い**
> AIは過去データで生きている。人間は未来を描いて現実にするために生きている。

新しい学習のプラットフォーム

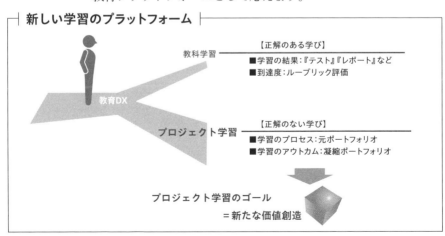

教育DX

教科学習
【正解のある学び】
■学習の結果:『テスト』『レポート』など
■到達点:ルーブリック評価

プロジェクト学習
【正解のない学び】
■学習のプロセス:元ポートフォリオ
■学習のアウトカム:凝縮ポートフォリオ

プロジェクト学習のゴール
＝新たな価値創造

学習のゴール＝『新たな価値創造』

　プロジェクト学習は学習のゴールとして「他者に役立つ知の成果」を生みあげることをその特徴としています。それは概ね、人々の力になる目の前の現実の課題を解決する『健康への生活改善提案書』や地域の『高齢者に役立つ避難マップ』というような人間を大切にする「知の成果」です。

プロジェクト学習
知の成果 p .56 参照

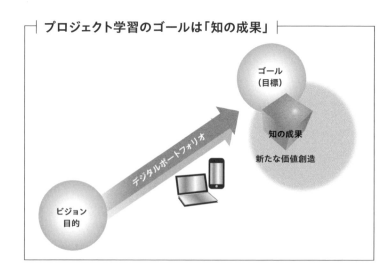

プロジェクト学習のゴールは「知の成果」

ゴール
（目標）

知の成果

新たな価値創造

デジタルポートフォリオ

ビジョン
目的

[参考文献]
・内閣府：Society
　5.0 の実現に向け
　た教育・人材育成
　に関する政策パッ
　ケージ（案）. 新
　た な 価 値 創 造.
　2022 年 4 月 1 日.
　P.16.
・内閣府：プロジェ
　クト学習／ＰＢＬ
　（内閣府資料p.23.）
・内閣府：教育・人
　材育成に関する政
　策パッケージ策定
　に向けた中間まと
　め（案）2021 年
　12 月 7 日.

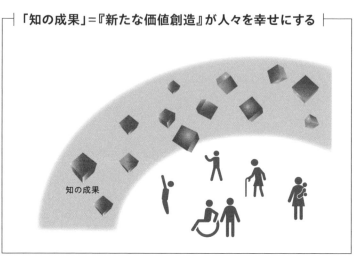

「知の成果」＝『新たな価値創造』が人々を幸せにする

知の成果

与えられた学びから「意志ある学び」へ

　　プロジェクト学習を経験する学習者は、学びをスタートとする
ときに「これは、自分が動かないと何も始まらないってこと？」
と皆、言います。その言葉は、これまでの学びは先生の言うとお
りにすればすんだ…ということを意味しています。プロジェクト
学習は、自らの意志で進める必要があります。そこでは目の前の
現実を見てどうすればいいのか、自分の頭で考えることができる
力、どうなったらいいのか、そのありたい状況を描ける「ビジョ
ン力」で『新たな価値創造』を果たせることが求められます。プ
ロジェクト学習は、ここに必要な「何のために、何をやり遂げた
いのか」をぶれずに考える、自らの「意志」を与えてくれます。ポー
トフォリオは、ビジョンを実現するプロセスで得た情報や自身の
試行錯誤を客観的に見る視座を与えてくれます。意志ある学びを
知った学生は、意志を持って生きていく力を得ます。

　　「意志ある学び」「ポートフォリオ」「プロジェクト学習」このコ
ンセプトは、学び続ける人生においても有効なコンセプトであり、
拠りどころとして未来へ導いてくれる鍵となります。

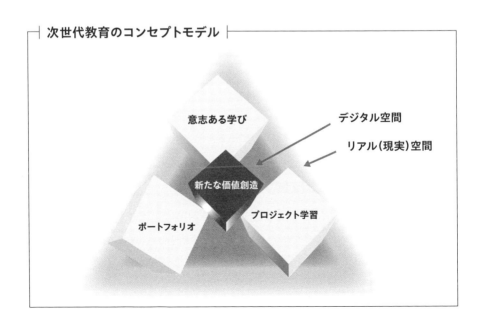

次世代教育のコンセプトモデル

意志ある学び

デジタル空間

リアル(現実)空間

新たな価値創造

ポートフォリオ

プロジェクト学習

5 ポートフォリオで学びとキャリアの デザイン

DX・リスキリング・人生100年…だからポートフォリオ

　　DX で社会や学校における学びのアーキテクチャー（構造）が
変化しつつあります。校舎を持たず世界各国を回りながら学ぶオ
ンライン大学、机の前でじっと座ることなく手や身体を動かす「毎
日がプロジェクト学習」ともいえる学校、日本にいながら海外へ
留学している学生たちなど…。

　　人生 100 年の時代、学びは学校で完結するものではなく、私た
ちは多様な手段で学び続けます。しばしば「学び直し」という表
現が使われますが、筆者は少し違うと感じています。「学び直し」
という言葉は一定期間ごとに行うというニュアンスがあります。
しかし、時代の変化はハイスピードです。学び直しというよりも、
日々、自分を新しい次元へアップデートという表現の方が現実に
近いと言えるかもしれません。

**リスキリング
(Reskilling)**
新しい職業に就くた
めに、あるいは、今
の職業で必要とされ
るスキルの大幅な変
化に適応するため
に、必要なスキルを
獲得する／させるこ
と。（経済産業省 資
料より）

自らの学びをデザインする

　　変化の時代、自ら学び続けることが当たり前になった今、自ら、
自らの学びをデザインするという気概と戦略性、同時にその学び
をポートフォリオで自らマネジメントすることが求められています。

「学びデザイン」のコンセプト

　　近い未来、よりしなやかな学びがかなう社会にきっとなるで
しょう。いつでもどこでもどんな状況でも自由に学べる社会の実
現、デジタル化された学び環境…。とはいえ、一体何をどう学べ
ばいいのでしょうか？

自分の学びを考え組み立てるとき、何をよりどころに学びのデザインをしたらいいのでしょうか？

どう学びをデザインしたらいいのでしょうか？

インテリアでも服作りでも、見た目も機能もスタイリッシュなデザインには、テーマやコンセプトが存在します。同じように学びのデザインにもテーマがあるとクオリティが上がります。

ここに「クオリティ・オブ・キャリア（QOC）」という考え方を提案したいと思います。

「学びデザイン」にもコンセプトがいる人はみなデザイナー
だからポートフォリオ（作品集）がそばにあるとうれしい…ポートフォリオはここまでの自分の生きた証だから。

クオリティ・オブ・キャリア（QOC）

スペシャリストとは
それだけをしている専門の人ではなく、それを追求する"独特な視点"を持った人。

キャリアにおけるポートフォリオ評価とは
その人がどんなことをしてきたか？ 何を大切に生きてきたかを見せてもらい、価値を見出し、共感すること。

クオリティ・オブ・キャリア（QOC）とは、キャリア（仕事・生き方）の新しい考え方を提唱するために筆者が生み出した言葉です。

「クオリティ」とは、上質、唯一、貴重。クオリティを求めるとは、不純物なく自分の心にまっすぐ、自らが求める生き方を求め続ける姿勢。

それは、この社会の中でどう承認されるキャリアを積むか？ 有利か不利か？ 収入は？ その仕事への社会的評価は？ 等と

┤ **[イメージ]ポートフォリオで学びをセルフマネジメント** ├

これまでの学び方
授業や研修で与えられる知識・スキル

社会
学校
与えられた学び

これからの学び方
自ら知識・スキルを手に入れる

社会
学校
意志ある学び
ポートフォリオ

離れたところで自問自答し続ける、大切なものを希求する生き方の模索とも言えます。

QOCとは、「自分はどのように生きたいのか」「人生を何に使いたいのか」を問い、納得する自己成長を求めて、キャリアのクオリティを追求する生き方、働き方を意味します。

QOCとは、一人ひとりがもっている、その人にしかない良さや素質、人生に求める何か、感性を大切にしつつ自らの成長を求める姿勢、他者への共感など「人間として高くありたい」と願い、学び続ける意志に価値をおく表現です。人は人、自分は自分の信じた道を行こうという意志を内に持つことから始まります。

自分で自分のQOCに合ったデザインができれば、澄んだ気持ちで今日の学びや未来への選択ができます。

何を学ぶかではなく、自分は何をやりたいのか

朝、着る服を選んでいるあなたがいます。「今日、何を着ればいいか」と迷っているなら自分へ言ってください。「自分がやりたいことのために服を選ぼう！」と。

人生において目的があるならば、そのための学びを自分で選択すればいいだけです。多様化する領域、多様化する仕事、生き方の時代だからこそ「何のために？」「どう生きたい？」、いいえ、もっと簡単に「どんなことをしているのが好き？」「このことをしていると時間を忘れるってものは何？」と先に自分に聞いてみてください。聞き方のヒントは、「何が好き？」ではなく「自分が何を"している"のが好き？」というように積極的な言葉で自分に聞く、です。

自分は何をしてきたのか？　何に関心があるのか？
自分を理解する…ここに、自分を客観的に見ることをかなえるポートフォリオが役立ちます。

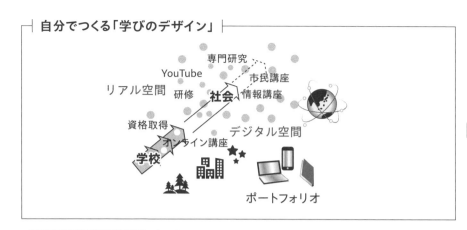

自分でつくる「学びのデザイン」

専門研究
YouTube
市民講座
リアル空間　研修　**社会**　情報講座
資格取得　デジタル空間
学校　オンライン講座
ポートフォリオ

オリジナルな人生、オリジナルな学びのデザイン

　当たり前のように、高校を出たら大学や専門学校そして社会に出る…それが一般的と無意識のうちに思い込んでいる私たちがいます。DXで生活も仕事も生き方もどんどん変化しているのに、昔から決まっている学校や学びへのイメージや考え方だけがレガシー（遺産）になっているということはないでしょうか。

　本当は誰にも縛られていないのに、オリジナルに人生をデザインしていいのに、固定化されたイメージで自分の未来を限定してはいないでしょうか。

デジタルポートフォリオに自ら学びを一元化

　学びのデザインを考える期間は子どもから若者世代だけとは限りません。人間として、学び、成長するのは一生涯です。リフレーミング（違った考えで見てみる）してみましょう。学校は「行かなければならないところ」ではなく、自分の人生の好きなときに「学校を入れる」ととらえることで、しなやかで多様な自分の学びデザインとなります。クオリティ・オブ・キャリアの考え方です。そこにデジタル化したポートフォリオがあれば、大事なことを忘れていないか、望む自分であるように日々学び成長しているか、人生を受動的でなく創造的に生きているか、など俯瞰して自分を見ることができます。

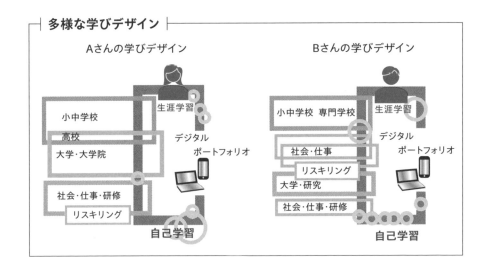

Aさんの学びデザイン

小中学校
高校
大学・大学院
生涯学習
デジタル
ポートフォリオ
社会・仕事・研修
リスキリング
自己学習

Bさんの学びデザイン

小中学校 専門学校
社会・仕事
リスキリング
大学・研究
社会・仕事・研修
生涯学習
デジタル
ポートフォリオ
自己学習

「生きることは学ぶこと」——ポートフォリオの可能性

　ポートフォリオ・プロジェクト学習は人生のさまざまなシーンで役立ちます。螺旋で上昇していく人生の時間軸における、そのシーンを球体で表現したものが右の「「生きる」と「学び」の二重螺旋」です。球体におけるプロジェクト学習はテーマごとにポートフォリオで顕在化させます（テーマポートフォリオ）。

　小学校〜高校〜社会、一生涯キャリアを積み重ね人間としても成長していく、その軌跡を綴じていくのが「キャリアポートフォリオ」です。ポートフォリオはデジタル空間にあるので容量を気にする必要はありません。学びとキャリアのデザインをするときは、このポートフォリオを生かします。

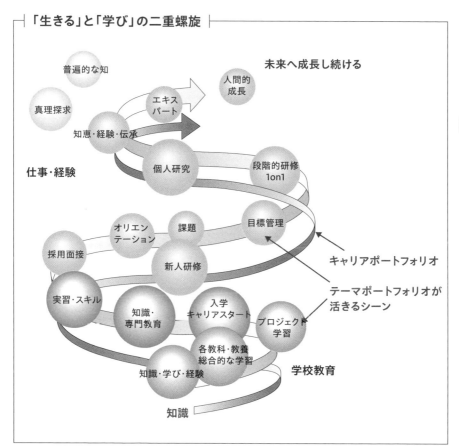

「生きる」と「学び」の二重螺旋

未来へ成長し続ける

普遍的な知

真理探求

エキスパート

人間的成長

知恵・経験・伝承

仕事・経験

個人研究

段階的研修 1on1

目標管理

オリエンテーション

課題

採用面接

新人研修

キャリアポートフォリオ

テーマポートフォリオが活きるシーン

実習・スキル

知識・専門教育

入学キャリアスタート

プロジェクト学習

各教科・教養総合的な学習

知識・学び・経験

学校教育

知識

デジタル空間の
［ポートフォリオ・プロジェクト学習］

1　ポートフォリオ・プロジェクト学習で「意志ある学び」

2　共通の学習空間は［デジタル空間］

3　AI時代—次世代プロジェクト学習

4　デジタルポートフォリオの魅力と機能

1 ポートフォリオ・プロジェクト学習で「意志ある学び」

1. 意志ある学び——7つの目標

　DX 時代…自分の意志で生きるために普遍的に身につけたい「7つの目標」を以下に挙げます。

自分の意志で生きる 7 つの目標

1）ビジョンとゴールを自己決定できる人になる

2）そのために「何が必要か」を考えられる人になる

3）自ら「知識・情報」へ手を伸ばす人になる

4）確かな「知識・情報」を手に入れられる人になる

5）自分を客観的に見ることができる人になる

6）事実を基に、リフレーミングできる人になる

7）未来へ役立つリフレクションができる人になる

　これらは、覚える「知識」でも、できる・できないという「スキル」でもありません。また一度できれば恒久的にそうなるというものでもありません。すべてのことを学びとし、成長し続けたい人の生き方の選択であり、この7つをいつも忘れない自分でありたいという「願い」と言えるかも知れません。

1）ビジョンとゴールを自己決定できる人になる

　自分の未来を考えるときやキャリアを意識するときも、プロジェクト学習で「何のために何をやり遂げたいのか」というビジョンとゴールを自分で考えられることがスタートとなる。

2）そのために「何が必要か」を考えられる人になる

　ゴールへ到達するために、どのような情報が必要なのかを考えられる人になる。目の前の現実から課題を見出すだけでなく、その解決策を考え出すために「目的を持って、情報を選べる力」が必要。

3）自ら「知識・情報」へ手を伸ばす人になる

　プロジェクト学習を経験することで、「この目標達成のためにはどんな情報が必要なのか」を自分で考えることができるようになるだけでなく、目の前の現実からあるいは人から、またはインターネットから自ら積極的に情報を獲得できる人になる。

4）確かな「知識・情報」を手に入れられる人になる

　「確かな情報を選択できる力」、プロジェクト学習をとおしてこの力が身につく。どんな提案や解決策もいい加減な知識や情報をもとに考えたものであれば非現実的なアイデアに過ぎない。ポートフォリオには根拠ある情報だけを入れる。

5）自分を客観的に見ることができる人になる

　自分で自分の行動や思考を見る。ポートフォリオを見て「この情報でよいのか」と確認し、柔軟な思考や行動ができることを目指す。

6）事実を基に、リフレーミングできる人になる

　ポートフォリオを自分の成長に役立てたいと考えるのであれば、ポートフォリオの中から事実根拠あることを見出し、単に振り返るのではなく、「なぜこうなったのか」その思考や行動のプロセスを、根拠をもって振り返ることで、再現性のある力を身につける。

7）未来へ役立つリフレクションができる人になる

　リフレクションによって成長した自分を実感し、新しく身につけた力をより良い未来を作るために役立てる、それが未来へのリフレクション。今後の判断や課題解決に活かす。「未来のためになる＝未来にとって有効な策を考える」という意識をもって、ポートフォリオを見る。

2. ポートフォリオ・プロジェクト学習の基本

プロジェクト学習とは

未来教育プロジェクト学習 p.20 参照。

プロジェクト学習への移行は、先進国の潮流です。筆者が提唱している未来教育プロジェクト学習は一人ひとりがビジョンとゴールを胸に意志をもち、「何のために（ビジョン）」に「何をやり遂げたいのか（ゴール）」を明確にし課題を解釈しつつ、「価値ある知の成果」を生み出す学びです。

プロジェクトとは
- 夢を現実にすること
- 現実との対峙
- 現実を変える
- 未知への挑戦
- 願いをかなえる
- 何かを成す
- 目的を達成する
- 人にミッションを与える
- 知識と情報を必要とする
- 人を成長させる
- 目的と目標をもつ
- 価値ある成果へ向かう
- 誰かを幸せにする

それは夢をかなえる学び

「プロジェクト」とは、ビジョンや夢を現実にすること、物事を成し遂げること、そのプラットフォームや構想を意味します。"プロジェクト"学習とは、学習者自身や他者・社会のよりよき未来へ願いをかなえる力が身につく学びとも言えます。

未来へビジョン（夢）を描くことはそれだけでも価値あることですが、プロジェクト学習は、そのビジョンを現実にすることを前提としてどうすれば課題解決して実現するか、リアリティーをもって考え実現を前提に提案するものです。

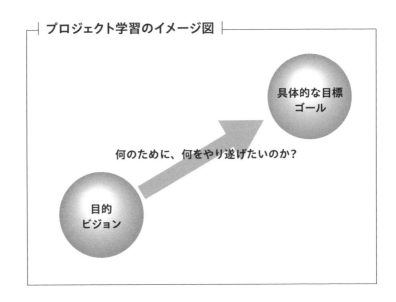

| プロジェクト学習のイメージ図 |

具体的な目標
ゴール

何のために、何をやり遂げたいのか？

目的
ビジョン

意志ある学びをかなえる［ビジョンとゴール］の存在

　プロジェクト学習は、何のために何をやり遂げたいのか、目的（ビジョン）と目標（ゴール）を決定するところからスタートします。他者に役立つ「知の成果物」を生み上げることをゴールに設定します。

　他者に役立つゴールの存在は、学習者（プロジェクトメンバー）が意志をもって未来志向で自ら学びへ向かうことをかなえます。また現実をステージに価値あるゴールへ向かうので、現実に生きる能力やスキルの修得をかなえます。

リモートならなお、『共通ゴール』が大切！

　共通するビジョンをもつ人が集まり、プロジェクトチームを結成します。学校に学習者（チームメンバー）全員が来ることができないこともあります。オンラインで自宅や実家などからさまざまなところに学習者が分散している可能性もあります。

　もとより目標の明確さは大事ですが、オンラインでメンバーがバラバラに遠隔から参加しているのであれば、一層チームで同じ方向を目指すことの重要性が増します。

プロジェクト学習は、現実の未来をよくするためにある。
ゴールにたどり着くことが大事なのではなく、ゴールを目指し自分を高めながら生きることに価値がある。

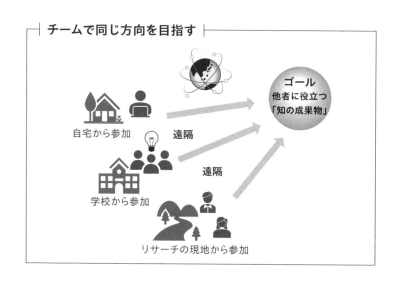

┤ **チームで同じ方向を目指す** ├

自宅から参加　　　遠隔

学校から参加　　　遠隔

リサーチの現地から参加

ゴール
他者に役立つ
「知の成果物」

明確な [ビジョン・ゴール] があればこそできる

■プロジェクトチーム
共通するビジョンの人々でチームを結成します。ゴールへ向かい仕事や役割を分担します。チームは船です。船はばらばらのようですが、全体の目標（ゴール）へ向かっています。

■チームビルディング
メンバーはそれぞれのミッションや仕事を考え、船を出航させます。チームは船です。どうしたらいいチームになるか話し合い、アイデアやルールなどを考えます。

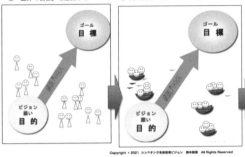
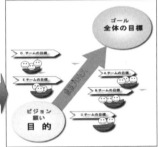

① 「全体の目標」を意識する　② 同じ関心の人で「チーム」をつくる　③ 「チームの目標」を決める　④チーム相互で共有する

明確な [ビジョン・ゴール] があればこそできる

■フィードバック（軌道修正）
PBL の各フェーズの区切りをマイルストーンとします。次のフェーズへ行く前に、一度立ち止まりフィードバックします。
フィードバックとは、軌道修正のため適正に戻す仕組み、転じて目的ある活動に対し、結果を良くするためにその評価をすることです。下の図でいうと、「A'点」で立ち止まり、「何のために」と目的を振り返り、「何をやり遂げたかったのか」とゴールを仰ぎます。そうすると、ビジョンとゴールの延長線上にある「A点」に本来到達すべきだったのに、ずれていることに気が付き、軌道修正することができます。

フィードバックするためには、図のなかの「ビジョン」と「ゴール」を明確に絞る必要があります。

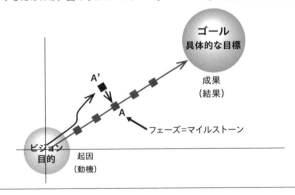

プロジェクト学習とポートフォリオの関係

　プロジェクト学習とポートフォリオは不可分です。

　ゴールへ向かうプロセスで手に入れた情報や活動などを「(元)ポートフォリオ」へ入れていきます。最後に元ポートフォリオを再構築して、他者に役立つ「知の成果物」＝「凝縮ポートフォリオ(新たな価値)」を創造的に生み上げます。そのプロセスでビジョン力、創造的な思考力、課題を見出す力、情報獲得力、また、他者とともに新しい価値を生み出す力などを身につけます。

　ポートフォリオにプロジェクトのゴールに向かう軌跡を入れていきます。ゴールシート、工程表、情報、アイデア、メモ、写真、ヒラメキ、データや記録、リフレクション…プロジェクトのビジョン、ゴールに関係するものを時系列に入れていきます。これが「元ポートフォリオ」の概念です。

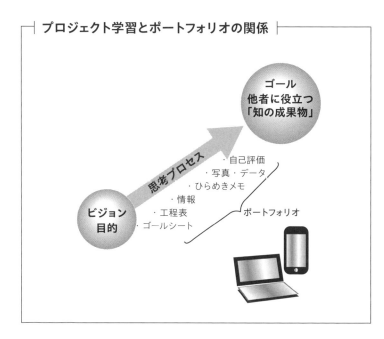

プロジェクト学習とポートフォリオの関係

ゴール
他者に役立つ
「知の成果物」

思考プロセス

・自己評価
・写真・データ
・ひらめきメモ
・情報
・工程表
・ゴールシート

ビジョン
目的

ポートフォリオ

DX がかなえる [アクティブポートフォリオ]

躍動する

多様なコンテンツを得て、多様な表現で伝える

　GIGA スクール構想により、全国の学校では一人一台のパソコンで個別最適な学びができる環境を得ました。

　DX はデジタル化することで教育が根本的に変わること…とすれば、同じ教室で教師の指示で一斉にパソコンを使うのではなく、プロジェクト学習で一人ひとり独自の活動をするというシーンも飛躍的に増えるでしょう。

　一部の学習者たちは必要な情報を獲得するために直接現地へ当事者に会いに行き、学校にいるメンバーとライブでやりとりしつつ状況映像やインタビュー情報を得る。ほかのメンバーはその映像の解析をしたり立体的データなどさまざまな情報を同時に手に入れる……これらは、それぞれのメディアの形のままチームのポートフォリオに次々と入ります。

デジタル空間でプロジェクトメンバーと情報共有

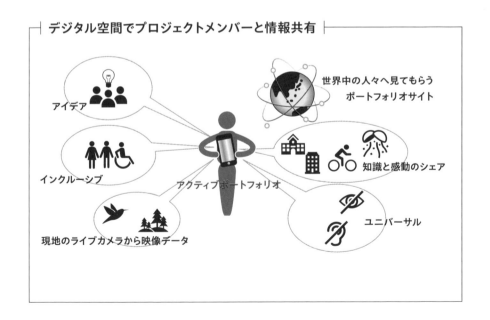

アイデア

インクルーシブ

現地のライブカメラから映像データ

アクティブポートフォリオ

世界中の人々へ見てもらう
ポートフォリオサイト

知識と感動のシェア

ユニバーサル

プロジェクト学習の基本フェーズと身につく力

　プロジェクト学習には基本的なフェーズ展開があります。各フェーズでは活動の内容が違いますので、それぞれ新しい知識やスキルをそこで身につけることができます。

　スタートの［**準備**］のフェーズでは「課題発見力」を、［**ビジョン・ゴール**］のフェーズではその目標設定力を身につけ、［**計画**］ではゴールのために必要な情報やすべきことを戦略的に考え、工程表を作成します。［**情報・解決策**］では、情報を手に入れ課題解決策を考え出します。［**制作**］では課題解決を構築的にビジュアル表現します。［**プレゼンテーション**］では知の共有の仕方、［**再構築**］では論理的な表現力を身につけ、［**成長確認**］ではポートフォリオで振り返り自らの成長を自覚し、次へのモチベーションを高めます。フェーズの区切りごとにリフレクションします。この全体を通して目の前の現実の課題へ向かい、自分の頭で考える力を高め、人間的な成長をかなえます。

プロジェクト学習で「身につく力」	
準備	□課題発見力 □気づく力 □観察する力 □状況をつかむ力 □現実から問題を見出す力 □社会意識 □俯瞰する力
ビジョン・ゴール	□ビジョンを描く力 □目標を設定する力 □現実と主体的にかかわる力 □やりとげる意志 □前向きな姿勢
計画	□すべきことをイメージする力 □優先順位を決める力 □時間を的確に配分する力 □戦略的に計画する力
情報・解決策	□根拠ある情報を獲得する力 □情報を見極める力 □分析する力、比較する力、分類する力 □対人コミュニケーション力 □多面的にものを見る力 □目の前の事態に対応する力、課題解決
制作	□わかりやすく表現する力 □情報を取捨選択する力 □図、表、グラフを適切に使う力 □概念図等を使い端的で簡潔に表現する力
プレゼンテーション	□コミュニケーション力 □ノンバーバルな表現力 □比喩等でわかりやすく表現する力 □根拠をもとに説明する力 □聞き手の思いや理解を推察して話す力 □他者のプレゼンを評価する力 □他者のプレゼンから学びとる力
再構築	□論理的に表現する力 □根拠に基づいて結論を導く力 □適切に項目立てし、見出しを立てる力 □的確で簡潔な文章を書く力 □試行錯誤しつつつよりよいものを生み出そうとする姿勢
成長確認	□成長や成果を評価する力 □自己有用感 □自尊感情 □より成長しようとする意欲

─┤ プロジェクト学習のフェーズと身につく力 ├─

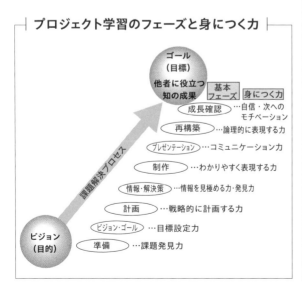

ゴール（目標）
他者に役立つ知の成果

基本フェーズ	身につく力
成長確認	…自信・次へのモチベーション
再構築	…論理的に表現する力
プレゼンテーション	…コミュニケーション力
制作	…わかりやすく表現する力
情報・解決策	…情報を見極める力・発見力
計画	…戦略的に計画する力
ビジョン・ゴール	…目標設定力
準備	…課題発見力

課題解決プロセス

ビジョン（目的）

「現実」の課題を解決するプロジェクト学習

プロジェクト学習は目の前の現実と向き合うことからスタートします（図）。[**準備**]のフェーズでは、現実の状況を見て「課題発見」をします。[**計画**]のフェーズでは、目標を達成するために必要な現実の期間や時間を押さえます。

[**情報・解決策**]のフェーズでは、現実をより把握し、課題解決のアイデアを考え出します。[**プレゼンテーション**]のフェーズでは、現実の対象者を想定して行います。[**再構築**]のフェーズでは、プロジェクト学習の「知の成果」として課題解決の提案集を生み出します。

プロジェクト学習は現実の課題を見出し、その課題解決を具体的に提案するものです。プロジェクト学習で立ち向かう課題は「現実の中」にありますので、ネットからの知識や情報だけでなく、目の前の現実から情報を獲得できる力が必要となります。

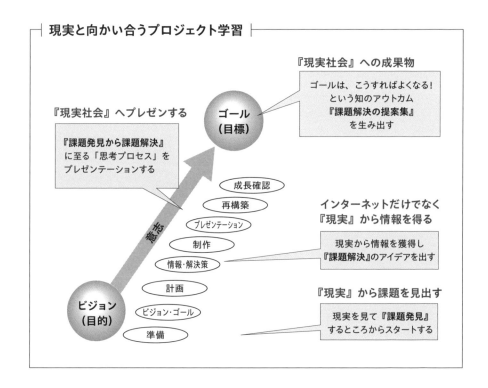

現実と向かい合うプロジェクト学習

『現実社会』への成果物

ゴールは、こうすればよくなる！という知のアウトカム『課題解決の提案集』を生み出す

ゴール（目標）

『現実社会』へプレゼンする

『課題発見から課題解決』に至る「思考プロセス」をプレゼンテーションする

成長確認
再構築
プレゼンテーション
制作
情報・解決策
計画
ビジョン・ゴール
準備

意志

ビジョン（目的）

インターネットだけでなく『現実』から情報を得る

現実から情報を獲得し『課題解決』のアイデアを出す

『現実』から課題を見出す

現実を見て『課題発見』するところからスタートする

「現実」から課題を見出しポートフォリオへ

未来教育プロジェクト学習は、現実の未来をよくするためにある。

「課題」は誰かに与えられるものではなく自ら見出すものです。課題は、「現実（の現状）」と「ありたい状態（目標）」との差（ギャップ）にありますので、その両方がポートフォリオに入っている必要があります。AIはネット上にある、これまでの膨大なデジタルデータがあってこその存在です。しかし、今現在の目の前の現実がネットにすべてアップされていることはありません。だからこそ現実に生きている人間がそれを獲得する力が、価値ある能力として求められるのです。

プロジェクト学習のステージは現実

そのためには現実と向かいあい確かな情報をそこから得る必要がある

デジタル化された社会で最も大事なのは、目の前の現実から自分が必要とする情報を獲得する力といえます。

知識は情報と関連、関係させることで価値を持ちます。

知識と情報
p69-71 参照。

ネットや教科書で基本的な知識やスキルを得ることはできますが、それを活かすのは、目の前の「現実」です。その現実の状況を把握していることが、課題を見出すことにもその解決にも不可欠なのです。ゆえにまず現実から根拠ある情報を獲得し、ポートフォリオに入れます。

PART II
デジタル空間の[ポートフォリオ・プロジェクト学習]

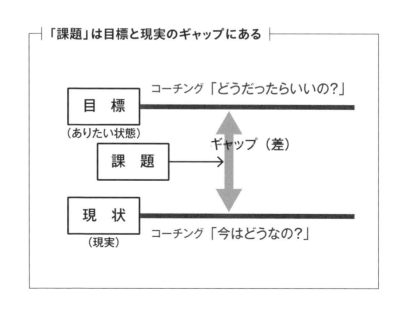

「課題」は目標と現実のギャップにある

目標（ありたい状態）　コーチング「どうだったらいいの？」

課題　→　ギャップ（差）

現状（現実）　コーチング「今はどうなの？」

なぜ、現実をステージにする必要があるか？

　今や AI ロボットはかなり複雑で繊細なことをしてくれますが、それは限定された条件と環境の中でのことです。しかし現実は常に不確実で未知の要素を含みます。微細な変化をし続け、一時も静止しておらずその未来がどうなるのか、先が読めないことばかりです。

　一方、いま web3 の時代に突入しています。すでに多くの人が多くの時間をデジタルで仕事をしています。デジタルで人と会い、ほしいものを手に入れたり、金融、学び、アートを見る、作品をつくる、デジタルの中で個展やライブをする…デジタルの街や自然を仲間と散策して楽しむなど…メタ空間に没入し、そこで生活している感さえもちます。

　しかし、人間は身体をもつフィジカルな存在なので、メタ（仮想）の世界だけで生ききることはできません。この現実社会の中で自分の身体で動き、呼吸をし、食事・排泄している…靴を履き部屋から出て、交通機関を使い学校や職場へ向かいます。そのリアルな世界は、メタ空間とは異なり、まったく予想もできない出来事や事態が次々予測不能に発生します。地震・災害、新型コロナウイルス、少子化、過疎化、さびれる商店街、農作物の不作、事故、紛争、周囲と適合できない自分自身、医療問題、高齢化する家族…。

　現実に生きている私たちは、そこに喜びや充実を感じながらも、課題と日々直面しています。この現実に立ち向かい、生きる力は今こそ必要といえるでしょう。

現実と向かい合うプロジェクト学習の価値
メタ…仮想空間の中で仕事や出会い、経済、ファッションなどが手に入る。しかし身体も生命もこの現実に生きている。

　現実は複雑。一方、教育は物事を単純化して教える。単純化した教育であれば AI 教材が役割を果たす。

　だからこそ現実と対峙するプロジェクト学習に価値がある

デジタル空間でタイミングよく「対話コーチング」

　ありたい未来を描きそこへロックオンするために、あそこへ向かって行くぞというゴールを決めることは不可欠です。しかし一番大事なことはゴールに到達することではなく、そのゴールに向かうプロセスで成長していくことです。そこで身につけたものは、普遍的な力としてあらゆる場面で立ち向かうことが可能とされます。

　ここにポートフォリオとコーチングが活きます。遠隔にいる学生が情報をデジタル空間のポートフォリオに入れた瞬間にタイミングよくフィードバックすることや「その中で一番重要なのは何？」などコーチングすることができます。

　プロジェクト学習の基本フェーズで展開することで、この力を身につけたいという、意図をもったコーチングや目的に応じたフィードバックを可能とします。

対話コーチングの鍵
ビジョンとは、「どうだったらいいのか？」そのありたい未来を描けていること。ゴールはそのために具体的に何を目標とするのか、ここがはっきりしていなければ、的確な情報を手にすることができない。

プロジェクト学習のフェーズごとのコーチング p.120-122 参照。

プロジェクト学習の「基本フェーズ」と「身につく力」、「コーチング例」

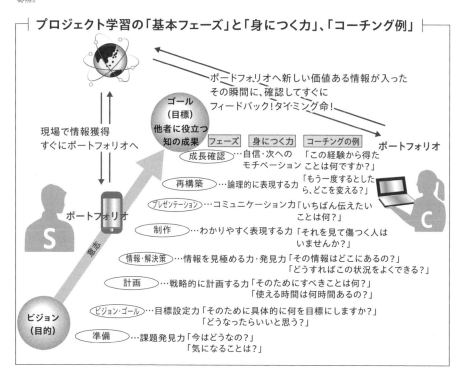

ポートフォリオへ新しい価値ある情報が入ったその瞬間に、確認してすぐにフィードバック！タイミング命！

現場で情報獲得
すぐにポートフォリオへ

ゴール（目標）
他者に役立つ知の成果

フェーズ	身につく力	コーチングの例
成長確認	…自信・次へのモチベーション	「この経験から得たことは何ですか？」
再構築	…論理的に表現する力	「もう一度するとしたら、どこを変える？」
プレゼンテーション	…コミュニケーション力	「いちばん伝えたいことは何？」
制作	…わかりやすく表現する力	「それを見て傷つく人はいませんか？」
情報・解決策	…情報を見極める力・発見力	「その情報はどこにあるの？」「どうすればこの状況をよくできる？」
計画	…戦略的に計画する力	「そのためにすべきことは何？」「使える時間は何時間あるの？」
ビジョン・ゴール	…目標設定力	「そのために具体的に何を目標にしますか？」「どうなったらいいと思う？」
準備	…課題発見力	「今はどうなの？」「気になることは？」

ポートフォリオ

意志

ビジョン（目的）

現実から多面的・多角的な情報を獲得する

・学校や室内で学びは完結しない。
・ビジョンとゴールが明確でなければ、課題解決に必要な情報も手に入らない。

　成長するためには、インターネットだけでなく、現地へ出掛けて状況を把握する、多様な人々と出会う、自らやってみる、チームメンバーと力を合わせミッションを遂行するという経験が必要です。ビジョン・ゴールの実現に向かい取り組むプロジェクト学習は、その多様な活動から知識やスキル、コンピテンシーだけでなく人間的な成長をかなえます。

　多様なメディアを生かし、多視点からの情報を獲得して進めます。Chat GPT が日常化しようとする現在だからこそ、一層インターネットからの情報獲得だけでなく、現実にその地域やその場所へ行き、専門家と直接会って情報獲得するなど、現実からしか手に入れることができないものこそが価値を持ちます。

デジタル空間のポートフォリオ

　デジタル空間で展開するポートフォリオでは、学習者が何を見て、どう考えたのかという一連の思考プロセスが見えますので、遠隔からも（その瞬間を漏らさず）タイムリーで最適な対話コーチングができます。

デジタル空間のポートフォリオの中身

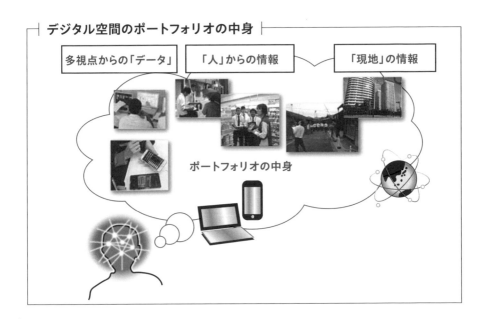

多視点からの「データ」　「人」からの情報　「現地」の情報

ポートフォリオの中身

デジタルポートフォリオはアクティブポートフォリオ

ポートフォリオは
記憶媒体でもあ
り、頭の中にある
知識や情報が入っ
ているファイルと
もいえる。

　ポートフォリオは「書かせる」ものではなく、学習者がネットや現実から得た情報を「入れる」ものです。そこには均一性や同質性はなく内容も多様でアクティブシンキングへ誘います。ポートフォリオは、ひらめきやインスピレーションを得ることができる、新たな価値創造に大切なものです。常に新鮮な中身が増えていくデジタルポートフォリオは躍動する、アクティブなポートフォリオといえます。

　それは、デジタルなので、他者と情報や知識や考え方、行動や経験などを、容易にシェアすることをかなえます。

デジタルポートフォリオには彩り豊かな情報

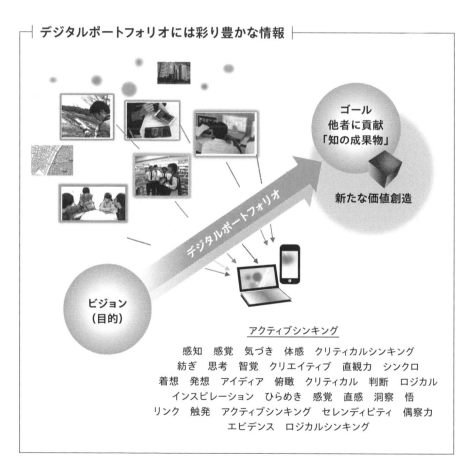

ゴール
他者に貢献
「知の成果物」

新たな価値創造

デジタルポートフォリオ

ビジョン
（目的）

アクティブシンキング

感知　感覚　気づき　体感　クリティカルシンキング
紡ぎ　思考　智覚　クリエイティブ　直観力　シンクロ
着想　発想　アイディア　俯瞰　クリティカル　判断　ロジカル
インスピレーション　ひらめき　感覚　直感　洞察　悟
リンク　触発　アクティブシンキング　セレンディピティ　偶察力
エビデンス　ロジカルシンキング

プロジェクト学習のゴール＝新たな価値創造

　プロジェクト学習は現実をステージに「他者に役立つ知の成果を生み出す」というミッションを胸に向かう、人を大切にするアクティブな未来教育です。現実へ立ち向かうプロジェクト学習で生み出される「知の成果（提案）」は人を幸せにするための「新たな価値創造」ともいえます。

人間を大切にする―プロジェクト学習

- ◆　大切な人の健康を守ろう！プロジェクト
- ◆　キャリアビジョン実現プロジェクト
- ◆　地域農業を持続可能にするプロジェクト
- ◆　こうすれば助かる！地震対策マニュアル作成プロジェクト
- ◆　高齢者が愛する地域で社会資源を活かし暮らせる提案プロジェクト
- ◆　国際看護師としてパプアニューギニアに生きる人々の希望と生命をまもるプロジェクト学習

いろいろな「知の成果」

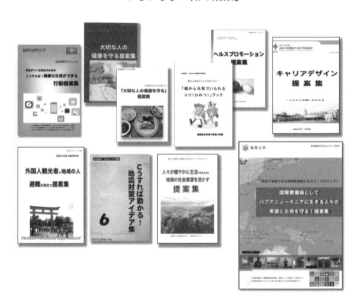

人間を大切にするプロジェクト学習

◉人間を対象とした学び

プロジェクト学習は、他者に役立つ「知のアウトカム」を生むことをゴールとしています。学びの対象は「現実・人間・生きる」など普遍的で大事なものです。人間を大切にするプロジェクト学習は、学習の対象を人間とする学びといえます。

例えば「コロナから大切な人を守ろう！プロジェクト」。大切な人とは、家族などですが、学習者自身も含みます。

地域や国際理解、環境などをテーマにするプロジェクト学習であったとしても、その究極の目的は「地域の活性化」ではなく、そこに関係する「人々」が生き生きとその地域で暮らし、幸福がかなう未来と言えるでしょう。

地域活性化であろうと、商品開発であろうと、地域医療体制であろうと、解決策の先にあるのは「人」です。地域活性化や、ものづくり、商品を開発するプロジェクト学習でも、そこにどんな人が住んでいるのか、使い手のことを考えたものづくりになっているか、一人ひとりにフィットするものであるかなど、人間中心に考えること

が重要です。今現在、その地域の人々はどういう生活をしているのかということを知らずに、地域の活性化を考えることはできませんから。

プロジェクト学習は、「人間を対象とする学び」という特徴をもつゆえ、学習者は人間的な成長をかなえます。

人を守ったり幸せな状況にするというゴールを考えることは、学習者の人間性や学びへのモチベーションを高め、より洗練された知性へ向かわせます。

◉「意志ある学び」は、学習の理想、本来の学びの姿

現実をステージとする学び

目の前の現実をステージとし、そこに生きる人々へ「新たな価値を創造できる力」とは、AIにもロボットにもできない、人間だけのものです。新たな価値を創造するということは、必ずしも大規模なプロジェクトを意味するのではなく、ささやかでも人々の現実をよりよくする、何かしら意味や価値のある自分の考えを生むことができるということです。

ポートフォリオの基本

ポートフォリオとは

　ポートフォリオ（portfolio）は紙挟み、作品集を意味します。創造的な仕事、例えばデザイナー、建築家やモデル、カメラマンなど個性や感性、才能などで仕事をする人はポートフォリオを持っています。それは自身による手作りの「作品集」を意味します。

　ポートフォリオからは、数値化できないその人ならではの唯一性が見えます。その人が大切にしていることや理想や才のかけらや得意が見えます。アーティストは「私はこれまでこのようなものを生み出してきました！」と言いながらクライアントなどへプレゼンします。そこには確かに自分が命をかけてきたものが入っているので、披露する自分自身もなんだかうれしくなります。ポートフォリオは自己肯定感、自尊感情などを高めます。

　学歴や社会的な肩書き、ランク化された評価では見えない、その人のセンスや個性、実績、才能など、数値化できない独自性、独創性を相手に示すことができるファイルがポートフォリオなのです。

　ポートフォリオからは人間性も見えます。だからこそその人の力になりたいと願う人々の心を掴みます。

　ポートフォリオはデザイナーだけでなく、教育界や医学界でも広がっています。

デザイナーやアーティストに限らない。外資系企業や海外就職を目指すエンジニアなど「これまでどんな仕事をしてきましたか？」とポートフォリオを求められる。

ポートフォリオに入れるもの

最初のページにビジョンとゴールを書いたもの（ゴールシート）

全体が見えるもの　計画など

自分の関心・思考プロセス「目標」「成果」「評価」

ポートフォリオ

自分が考えたこと　自分が感じたこと　自分が価値を感じたもの

根拠ある情報

自分が表現したもの　自分が行ったこと　成果

☐最初のページにゴールシートを入れる
☐入れるものには、日付と出典を添える
☐前から順に入れていく
☐下書きやメモを入れる（その時の様子や気持ち、エピソードを添えておくとよい）

ポートフォリオの本質は「一元化」

　ポートフォリオは、尽きるところ「情報の一元化」です。一元化することで価値あるものが浮き上がるように見えます。

　経済界のポートフォリオは資産運用（分散投資）を指し、多様な金融資産を組み合わせる概念です（一元化しているから分散できる）。本書で提案する未来教育のポートフォリオは、ゴールへの軌跡を時系列で一元化するものです。結果ではなく、そのプロセスにこそ価値がある…ということが大切なコンセプトです。

　やってきたことをバラバラにしないでポートフォリオに一元化すると、そのとき気づかなかった一粒一粒がつながり全体が見えます。俯瞰して初めて、価値あることに気づくこともあります。それはアーティストの作品集を見る心持ちと少し似ています。

テオのように…子どもたち・若者たち・DAOのスタートを試みるチャレンジャーたち…ポートフォリオが新しい時代に向かい爆発的に広がる予感がします。
そのとき必要なのは、値踏みするかのように「ポートフォリオ」を見る審査者ではなく、無名のアーティストの才を見出すことを生きがいとする画廊主や、孤独に苦しむ兄を信じ力になりたいと願ったゴッホの弟テオのような存在です。その人の夢、ビジョン、可能性が咲くと信じてくれる支援者・理解者の存在です。

----- ポートフォリオは「作品集」 -----

◇作品には二つと同じものはないから魅力や価値がある
◇作品ではなく、作品集、いろいろな作品がひとつになっているから、その人が見える。その人の全体性が見える。
◇個性、センス、未来へどんなものを生み出すかが見える
◇ポートフォリオは作品ファイル、作品の表現はテキストではなく、視覚的で香りがある、合理性、理論性を超越する何かがある
◇ポートフォリオでデザイン感覚が活きる＝デザイン思考
◇デザイナーはひとつの作品にすべてを注ぐ

<Concept Words>
◇ポートフォリオは価値あるものの一元化
◇ポートフォリオは「書くもの」じゃなく「入れるもの」
◇評価とは価値を見出すこと
◇個性も才能も良さも…見出したいという意志がいる
◇情報を一元化するとそこから価値あるものが見えてくる
◇ポートフォリオは一生のもの

リフレクションとリフレ―ミング
ポートフォリオでリフレクション（reflection）

　ポートフォリオをリフレクションに活かします。リフレクションとは内観、内省をいいます。ある時点の自分の内側にまで分け入って、そのときの自分をあらためて静かにみつめることです。学習や経験の区切りに到達度をチェックするだけでなく、リフレクションすることで、思考の質を上げることにつながります。前向きで未来志向なリフレクションにすることにポートフォリオが有効に機能します。

　ポートフォリオは時系列なので、時の流れを丁寧に遡ることができます。感情でも回想でもなく「事実」を振り返り、そこから学ぶ自分をかなえます。

ポートフォリオでリフレーミング（reframing）

　リフレーミングとは、ものごとをこれまでとは違った見方でみることをいいます。同じ景色でも違う枠（フレーム）で見ると異なって見えます。

　違う見方をすると世界が変わり、考えが広がります。ポートフォリオを見て客観的に「今の自分ならこの事態をどう受け止める？」とリフレーミングを自らに促します。

　リフレーミングによって、新たな価値や意味に気づくことができます。課題を発見するとき、「多面的に物事を捉えて、いろいろな考えを出してほしい」と思うとき、リフレーミング・コーチングで違った見方を誘うと有効です。

　例：「あなたと逆の立場の人から見たら？」

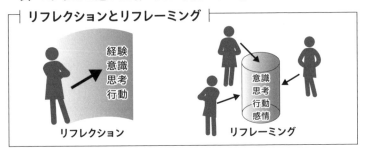

リフレクションとリフレーミング

リフレクション　　　リフレーミング

ポートフォリオは「思考プロセス」を可視化させる

一元化して俯瞰することで、それまで気づかなかった一つひとつの知のカケラをつなぐ関連や関係性、要因と結果などが見えてきます。ここにポートフォリオの価値があります。

思考を客観視
ポートフォリオは、プロジェクト全体や自分の経験や思考、判断を客観的に見る機能を持ちます。

プロジェクト学習のポートフォリオは、ゴールに向かうプロセスで得られた知識や情報、ひらめいたアイデアやメモなどを一元化したものです。最初にビジョン・ゴール、そして工程表や企画書など全体に関わるものが入ります。目の前の現実から、そのテーマに関するさまざまな「現状」がわかるものを入れていきます。

ビジョン（ありたい状態）と現状を照らし合わせることで『課題』が浮き上がります。「その課題の要因は何なのか？」という意識を持ち、現実やインターネットからの情報・論文など根拠あるデータ、映像、写真、当事者インタビューの音声などをポートフォリオに蓄積していきます。それらを俯瞰してハッとひらめいたメモや、チームメンバーとの打ち合わせメモなどもポートフォリオへ入れます。

p.51 参照

学習者の「課題解決プロセス」をたどる

ポートフォリオを時系列で遡ってみることで、課題解決の「思考プロセス」を追うことができます。その一連の思考プロセスを俯瞰すると、渦中では気づかなかったことが見えますし、論理的に考えることを促します。

インターネットからのデータや情報だけでなく、実際にそこに行って人と話して自分の五感で得た情報を改めてポートフォリオで見たとき、「これが課題解決の鍵だった」と気づくこともあります。

思考プロセスを追うことで、原因と結果を結びつけます。課題発見から解決に至る目標到達へ、布石を確認することもできます。これらはポートフォリオを学習で活かすときもキャリアデザインに活かす際にも共通することと言えます。

ポートフォリオで「知の再構築」

　ゴールへ向かうプロセスで手に入れた知識や情報などをポートフォリオへ入れていきます。最後にそのポートフォリオを再構築して「凝縮ポートフォリオ」を生み出します。

　凝縮ポートフォリオ＝知の成果物は他者に役立つ貢献性のある成果にします。

　「価値ある成果を生みあげる」というゴールへ向かうことは、やりがいや自己有用感となるばかりでなく研ぎ澄まされた感性やクオリティーの高い成長をかなえます。

　プロジェクト学習のアウトカムは、これまでのポートフォリオからインパクトあるものを選ぶことでも、ポスターを作ることでもなく、調べたテーマをまとめて発表するものでもありません。プロジェクト学習の成果は、（元）ポートフォリオを「知の再構築」して作成する、現実の課題に対し「こうしたらいい」という根拠を基にした具体的な提案です。提案の内容や表現は、そこへ至る思考プロセスを視覚的に伝えることに価値をおきます。

　（元）ポートフォリオを再構築して「凝縮ポートフォリオ」を作る過程で、全体を捉える力、論理的な構成力、簡潔な表現力などを身につけます。

再構築で身につく力
□　**全体を捉える力**
□　**論理的な構成力**
□　**簡潔な表現力**

元ポートフォリオ
目標（ゴール）へ向かうなかで手に入れた情報や考えたことなどを、ファイルに時系列に入れたもの。

「ポートフォリオの再構築」については著者著『AI時代の教育と評価』（教育出版）参照。

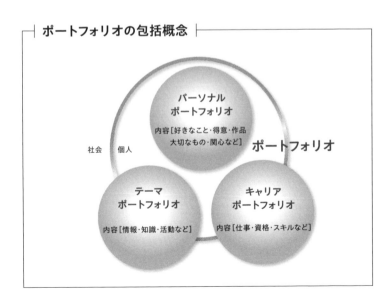

┤ ポートフォリオの包括概念 ├

パーソナル
ポートフォリオ

内容［好きなこと・得意・作品
大切なもの・関心など］

ポートフォリオ

社会　　個人

テーマ
ポートフォリオ

内容［情報・知識・活動など］

キャリア
ポートフォリオ

内容［仕事・資格・スキルなど］

■ 学び・キャリア?ー 4 つのポートフォリオ活用

ポートフォリオは、学校におけるティーチング、ラーニング、キャリア教育などの活用にとどまらず、DX 時代に最も求められる、価値あることを成し遂げる能力（アビリティー）やプロジェクト力、未来を描くビジョン力、その根底に必要な、大切な自尊感情や自己肯定感などに有用です。

これからポートフォリオを、自己理解（パーソナルポートフォリオ）・課題解決（プロジェクト学習・テーマポートフォリオ）・成長し続ける（キャリアポートフォリオ）ことに活かす視点をお伝えします。

テーマポートフォリオは『課題解決ツール』として、パーソナルポートフォリオは『自己理解ツール』として、キャリアポートフォリオは『キャリアデザイン支援ツール』として活かすことができます。

「ポートフォリオ活用チェックリスト」、「ポートフォリオ活用ラダー」については、【Part III】参照。

4 つのポートフォリオは p.62 概念図参照。

① プロジェクト学習・課題解決にポートフォリオ活用

【有効】ポートフォリオで思考プロセスをたどれる

【評価】プロセスと凝縮ポートフォリオ

【目的】学習　仕事　人生

【活用】ビジョンを現実にする「プロジェクト力」「成し遂げる能力」（アビリティー）を高めるためにポートフォリオを活かします。プロジェクト学習のポートフォリオであるテーマポートフォリオは、思考プロセスが見えるので課題解決力、目標設定や思考力、判断力、戦略的な行動力などを高めることに有効です。課題発見、目標設定、情報獲得など課題解決に至るプロジェクト学習（研修）などに活用できます。

アビリティー
(ability)
才幹（物事を成し遂げる能力、センス）・力量・才能

プロジェクト学習におけるポートフォリオ活用は【Part III】参照。

② 段階評価（ラダー）にポートフォリオを活用

【有効】ポートフォリオでその段階到達の根拠を示せる。

【評価】修得度、到達度

【目的】学習　実習　仕事　スキル修得

【活用】ポートフォリオを活かすことで、その到達度（ラダー）を

到達ラダー
(rudder)
例：クリニカルラダー：看護師の評価システムを構築してキャリアを向上させる仕組み。

保証することが可能です。「○○ができる」段階にあると
いう評価を根拠あるものとするために、ポートフォリオ
からその実践した箇所を示します。すべきことに対して、
進度や習得、その目標への到達度を確認する手段として、
一定のコマやフェーズの修了やルーブリックでの自己評
価、またキャリアラダーなど次の過程に移行する前に、
それまでのポートフォリオを活かしてリフレクションし
ます。

③　キャリアデザインにポートフォリオ活用

【有効】自らの意志で生涯に活かす。組織が積極的にキャリア継
　　　続支援をする際にも有効。

【評価】キャリアビジョンに向かって自ら学びやキャリアを現実
　　　に落としこみデザインできているかが評価の観点。

【目的】キャリア　研究　仕事　生き方

「ポートフォリオ活用」の評価については【Part III】参照。

【活用】ポートフォリオは、学習や仕事の成果を上げるとともに、
　　　本人のより高い成長のためにあります。パーソナルポー
　　　トフォリオから始めキャリアポートフォリオを作り、キャ
　　　リアデザインやキャリアビジョンを実現するために活か
　　　します。
　　　　面談や面接の際には、ポートフォリオに入っている自分
　　　のこれまでの活動や作品、実績のすべてから、「これが私
　　　の資質、能力、感性の表現や実践です」というものをピッ
　　　クアップします。

④　自分を理解するパーソナルポートフォリオ

　パーソナルポートフォリオは他のすべてのポートフォリオを包
括します。パーソナルポートフォリオは『自己理解ツール』とし
て機能します。
　自分が生み出した作品や経験したことや活動したこと、関心あ
るものが入っているので、資質や才能、得意や個性を活かす未来
をデザインする際に役立ちます。進路、面接、自己紹介、人生の
転機などにも活きます。自尊感情、自己肯定感、自信につながり

効果をもたらします。

■ デジタルポートフォリオ　8つの機能

①意識から意識化へ

ポートフォリオの冒頭にビジョンとゴールを目立つようにしておくことで常に意識でき、気づく力や情報獲得力が高まります。無意識では聞こえなかった人の言葉やちょっとした変化が、意識することで飛び込むように得ることができます。

Google Classroomの例

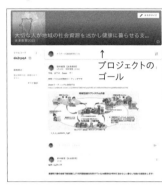

デジタル空間（「Google Classroom）の最上部に目立つように［ビジョン・ゴール］を記載している例

②一元化

チームメンバーが手分けして活動し、いろいろな場所や手段で獲得したものを、その場で、様々なメディアのまま瞬時にデジタルポートフォリオに集結させ、一元化できます。動画、写真、インタビューの音源などを立体感のままに送り、デジタル空間（ここでは「Google Classroom」）のポートフォリオへ入れておきます。メンバーとちょっとした打ち合わせのときも、議事録代わりに動画や資料をポートフォリオへ入れておきます。

③俯瞰

手に入れた情報やデータを俯瞰し共有します。プロジェクトの戦略や工程などもオンラインで常にシェアすることが大事です。インターネットで見る街の様子、細胞から人体、宇宙……リアル、バーチャルなど多様な手段で俯瞰することができ、発想を飛躍的に広げます。必要ならその日の天候の変化や生物の反応など刻々と変化する様子を動画にして、情報メモを添えてデジタル空間のポートフォリオ（デジタルポートフォリオ）へ入れておきます。

④顕在化

いつでも「在る状態」をかなえます。簡単に考えをマインドマップ的に表現し、思考、判断、表現、行動などの一連を顕在化する

Google Classroom
Google 社が開発した Web サービス、教育機関向けのアプリケーション「Google Workspace for Education」に含まれる学習管理アプリ。インターネット上に無料でクラスを作成でき、生徒や学習内容を運営・管理できる。
https://g-apps.jp/ict-education/google-classroom/

マインドマップとは
頭のなかで考えている思考やアイデアを放射状に描き出すことで、思考や発想を整理すること。

ことができます。解剖学、動物学、天体など 3D モデルでリアルに顕在化したものをポートフォリオに有機的に入れることもできます。リアルな教室での作業であれば、授業の終わりにチーム作業の後のテーブルを片付ける必要がありますが、デジタル空間であれば常にそこに置いておけます。

⑤価値化

デジタルなのでポートフォリオの中身を簡単に並び変えたり関連づけることができ、自由自在に配置や表現形態を変えて全体を俯瞰することができます。それを見ながら「最も重要なことは何？」など相互に対話コーチングすることで価値を見出します。

⑥時空を超える・行動化

筆者著『キャリアストーリーをポートフォリオで実現する』p.18-31 参照。

多様な手段と表現によりポートフォリオを遠隔から共同で制作することができます。何のために何をやり遂げたいのか…デジタル空間で展開するプロジェクト学習のビジョンとゴールの存在が、現実へのフットワークのよい行動を促します。実際の行動や"経験"があればこそ、デジタルポートフォリオに価値が生じます。

⑦フィードバック

自らの行動や獲得した手段や内容がぶれていないか、リモートで確認できます。時空を超えて多様な立場の人々から多様な手段でいつでもタイミングよく確かなフィードバックがもらえます。

⑧ストーリー化

情報や資料、データなどがどのような素材や形状であったとしても、基本的にデジタル化されているので一つのフレームに容易に並べることができ、ポートフォリオの始まりから終わりまでを一連のストーリーとして見ることができます。

伝えたいことを自在に表現できるので、イメージをそのままストーリー展開でプレゼンテーションすることも可能です。

ポートフォリオは誰のもの？

小中学校〜高校、大学、社会の組織でも所属する生徒や職員へ学習管理システム（LMS）や人事管理システムの導入などとともにeポートフォリオへの入力と作成を求められます。成績や仕事歴だけではない多様な活動などを評価やキャリアに活かすことは、個人の成長や可能性を広げることにつながるかもしれません。

【ポートフォリオ・リテラシー】

それらの前提として、一人ひとりがまず自らの意志でポートフォリオをつくる、つくり続ける意識が必要でしょう。

「自分の情報は自分のもの」です。学校など所属する組織がその「eポートフォリオ」へ入力することを求める際には、自分のポートフォリオサイトから選択して入力します。自分の情報やアウトカムは自分が所有し、それを自らマネジメントをする、ということもポートフォリオ・リテラシーとして重要です。

自分のポートフォリオから選ぶ。p.101 参照。

ポートフォリオの主体
ポートフォリオは自らの意志でつくり続けます。
自分の手元にあるポートフォリオなので、卒業後、転職後も継続することができます。組織が管理するeポートフォリオでなく、自分自身の未来へ続くマイポートフォリオを楽しみながらつくり活かすことをお勧めします。

ポートフォリオは自分のもの

	本書のポートフォリオ		
	主体は「自分」		主体は「組織」
概念	ポートフォリオ 自分の未来 自分（個人） M看護部のeポートフォリオ B社・なし A社のeポートフォリオシステム、人事管理用 ・大学用eラーニング 小・中用 ・eラーニング ・キャリアパスポート		データ化 （教育）情報産業サーバ 組織（勤務先） 勤務者たち 学習者たち 組織（学校） 組織・学校
①管理（所有）者	自分・個人		組織（教育情報企業）
②価値・判断	自分		組織・社会
③期間	本人の判断		所属している期間
④選択	本人の判断・価値観で選択してポートフォリオへと入れる		規程の箇所に記入・記述する

ポートフォリオ–20の価値

① 全体を「再構築」して知の成果を生み出す

② 根拠あるリフレクションができる

③ 目標到達への「プロセス」を見ることができる

④ クオリティの高い目標達成ができる

⑤ エビデンスのある「対話」ができる

⑥ 考えや感情、行動、意識を顕在化できる

⑦ 知識や感動、経験を共有することができる

⑧ 価値化する＝インパクトシーンを選択できる

⑨ 知識と情報の「関連付け」ができる

⑩ 才能・個性・資源を見出すことができる

⑪ 知識・スキルの習得状況が見える

⑫ 知識・スキルの積み重ね・進化が見える

⑬ 思考、判断、表現力が身につく

⑭ ストーリー（文脈）で表現する力が身につく

⑮ ストーリー（文脈）で捉える力が身につく

⑯ 目標と成果を照らし合わせて評価することができる

⑰ 自己理解（メタ認知・キャリアビジョン・未来デザイン）

⑱ 他者理解（面談・採用面接・進路アドバイス）・キャリア継続支援

⑲ フィードバックしつつゴールへ向かうことができる

⑳ 他者との共感・共有でつながることができる

ポートフォリオでリフレクション　p.60参照。
ポートフォリオの導入、体制づくり、研修、評価　【PartⅢ】参照。

ポートフォリオで「考える力」を高める

　頭の中にたくさん知識があるだけでは「考える力」があるとは言えません。その知識と知識とが有機的に結びついたり、つながったりして関連させる＝"考える"であり、そのことで新しいアイデアが生まれたりもします。

　私たちは１日中、考え、判断して行動しています。頭の中で無意識のうちにも何かと何かを関連づけて、照らし合わせて、考えて「こっち！」と判断して行動しています。

　目の前の現実の課題を何とかしたいときには、現実から「情報」を獲得して頭の中の「知識」と照らし合わせて解決策を考えます。

現実から得た「情報」を「知識」と結びつける

　「知識」と手に入れた「情報（赤い丸）」を関連づけたり、照らし合わせたりするこのつながりの線が"考えている"イメージです（図参照）。

　指導者は学習者がどんな情報を手に入れ、どう考えたのかなどを知りたいのですが、それは頭の中にあるので見ることはできません。

　ここに、知識や手に入れた情報、考えたことが見えるポートフォリオの存在が活きます。

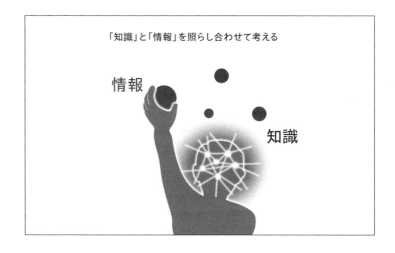

「知識」と「情報」を照らし合わせて考える

情報

知識

ポートフォリオは「絵巻物」のように見る

　ポートフォリオには、昨日得た知識や情報に続くかのように、今日得た現実の状況が積み重なります。まるで絵巻物のようにその時の流れは一定の方向で進みます。ポートフォリオを絵巻物のように時間を遡りつつ見ると、

　「何のために、何をやろうとしているのか」

　「何がきっかけで、その課題にしたのか」

　「その実習のために３日前から関連する資料や文献を読み込んでいる」

　「早めに現状を押さえている」

　「どんな知識と情報を照らし合わせたのか」

　などがわかります。学習者が伏線を回収している様子や、先を見通して布石を打つ賢い行動も見えるので、それが価値あることだと伝えることができます。

ポートフォリオで頭の中の情報が見える

　プロジェクト学習は現実の課題を「何とかしたい！」というものでもあります。ですから、現実を見て課題を決める［準備］のフェーズが一番大事と言えます。現状の知識や情報が不足したままビジョン（目的）やゴール（目指す目標）を設定することはできません。ですから、ポートフォリオにはまず、テーマや題材についての現状や状況が入っている必要があります。

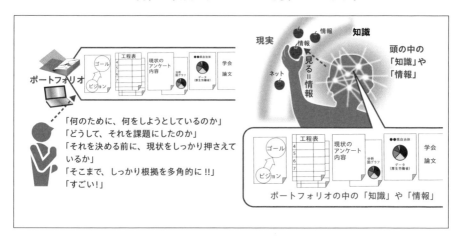

ポートフォリオを見ると「なぜ、その課題にしたのか」「思いつきだけで決めてないか」「しっかり現実からの情報を手に入れているか」が見えます。

現実がステージのプロジェクト学習であるかぎり、現実から情報を獲得することは不可欠です。

現実は刻々と変化し、一瞬たりともそのままであることはありません。その変化そのものが「獲得すべき情報」ということもあります。

PART II デジタル空間の［ポートフォリオ・プロジェクト学習］

時空を超えてポートフォリオを共有する

インターネットや書籍から得る情報と比較すれば、現実から得る情報の価値は圧倒的に高く、かつ多様です（動画、静止画、観察、計測、インタビューなど）。

ここにデジタル空間にあるポートフォリオが有効性を発揮します。例えば Google Classroom の中に学習者のポートフォリオがあれば、いつでも・どこでも・どんな媒体（写真、動画、テキスト、インタビュー音声、現場でひらめいたアイデアなど）でも、獲得した情報をその場でその瞬間に入れることができます。

また、プロジェクトのチームメンバーがそれぞれの場所に分散し情報を獲得しても、Google Classroom にある一つのポートフォリオにそれぞれその場で入れることも、その瞬間に共有して活用することもできます。さらにメンバー同士でも指導者でも遠隔の場にいる人でも、その人が「どこで何を見たのか、どんな状況でその情報を獲得したのか」を履歴も含めて知ることができ、その「思考プロセス」も互いに学ぶことができます。必要な時にはすぐ、どこからでもそのポートフォリオを見て、タイムリーに適切なアドバイスや互いの考えをシェアすることも可能です。

現実の課題解決を考えようとするとき、教室の中だけ、スマホだけの活動では足りません。プロジェクト学習のステージが"現実"であるかぎり、自分の頭で「現実」を見て考えることが不可欠なのです。

現実は常に唯一だから価値があります。

現実の状態は、過去の再現ではありません。現実は刻々と変化しています。AI は膨大な過去データをその命としていますが、現実は一時も過去に留まらず、新しい未来へ向かって変化し続けます。

ポートフォリオで「知識」と「現実」を結びつける
考えるとは…頭の中の知識と知識を「関連」づけたり、「関係」させたり、知識と情報を「結び」つけたり、情報と情報を「照らし合わせ」たり「分類」したりすること

2 共通の学習空間は［デジタル空間］

プロジェクト学習で「新たな価値創造」

教育の転換期
何かを生みあげる
教育へ…

　　未来教育プロジェクト学習は、新たな価値を創造的に生み出すことをチームで目指します。現実は常に変化しています。従来のように学校の教室でネットを使い情報を集めることだけでは終わらせず、現実と向き合い、ポートフォリオを共有しながらプロジェクトを展開していきます。

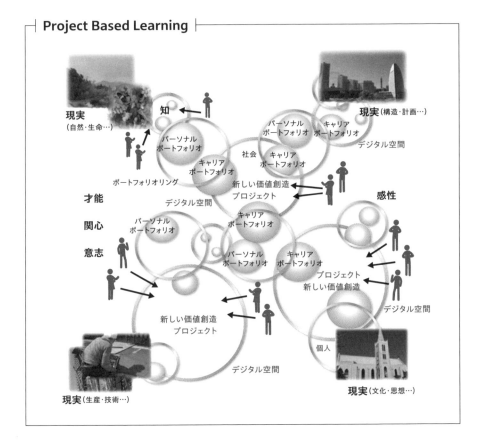

Project Based Learning

現実（自然・生命…）
知
パーソナルポートフォリオ
社会
キャリアポートフォリオ
パーソナルポートフォリオ
キャリアポートフォリオ
現実（構造・計画…）
デジタル空間
ポートフォリオリング
新しい価値創造プロジェクト
才能
デジタル空間
キャリアポートフォリオ
感性
関心
パーソナルポートフォリオ
意志
パーソナルポートフォリオ
キャリアポートフォリオ
プロジェクト
新しい価値創造
デジタル空間
新しい価値創造プロジェクト
個人
デジタル空間
現実（生産・技術…）
現実（文化・思想…）

共通の学習空間は[デジタル空間]

デジタルがかなえる多視点
多様な人々の参加と声によって「多視点」から物事を見ることができます。多視点から見ることで、その全体が見えてくる…本質や真実へ近づくことをかなえます。
・　・　・
この価値ある気づきを、学習者たちが得ることもねらいです。

目の前の現実と対峙し、課題を見出しその解決策を提案するプロジェクト学習。共通する課題やビジョンの人とチームを組みプロジェクトのゴールへ向かいます。オンラインでプロジェクト学習を進めます。ネット環境さえあれば、プロジェクトメンバーは世界中どこにいてもデジタル空間へ集結することができます。

デジタル空間で集合！

学校の教室でプロジェクト学習を進める時も、身体は現実の空間にいますが、頭の中で考えたり、創造的な成果を生み出す、ワクワクする活動は手に持っているスマートフォンやタブレットでつながりデジタル空間で「コ・クリエーション（共創）」をしています。

多様性・多視点

学校からオンラインで参加しているチームメンバー、地域をリサーチしているメンバーはその現地から参加、または図書館や自宅などからオンラインで参加している人もいます。同時にデジタル空間には海外からの研究者や当事者など外部の人々が参加し、多様な人々とともにプロジェクトは進みます。

リアル（現実）とデジタルで展開するプロジェクト学習

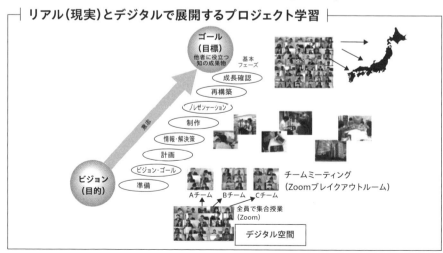

Google Classroomでプロジェクト学習を進める

　学校や教育機関において、一定期間、複数の学習者が参加してオンラインで学びを展開する際、何らかの「授業支援ツール」あるいは「授業支援アプリ」と呼ばれる学習管理システムを使用します。

Google Classroom
p.65 参照。

　オンライン授業の「授業支援ツール（アプリ）」はさまざまありますが、本書では主に「Google Workspace for Education」に含まれる学習管理アプリ「Google Classroom」をベースとして、筆者が展開した実践を紹介しています。Google は、学校（教育機関）の中でも活用され、すでに生活や仕事の中で日常的に使われているツールだからです。

　また生涯、意志をもって「学び続ける人」「キャリア継続」をコンセプト（理念）とするポートフォリオ活用が目的でもあるため、個人でも学校でも社会でも汎用的に使われている「Google」＋「Zoom」＋「YouTube」などを組み合わせ、誰でも日常的にすぐにでも取り組めることを意図しています。

「コラボレーションスペース」として活用

デジタル空間だからこそインタラクティブな学習ができます。デジタルだからこそ、効果的で魅力的な学び…を実現します。

　未来教育プロジェクト学習は、価値ある成果を生み出すためにチームで進めます。他者と力を合わせてコラボレーションします。

　コラボレーション…それは協働、力を合わせて働くという意味をもちますが、未来教育プロジェクト学習は、単に「力を合わせて活動する」のではなく、スタートする時点から、「他者に役立つ『知の成果物（凝縮ポートフォリオ）』を生み上げる」というゴールを掲げ、そこへ焦点を絞って参加者が力を合わせて向かうことを前提としています。「協働」よりワクワクと誰かを幸せにするものを一緒につくる＝「合作」「共同製作」という捉え方が近いと言えます。「協働」でなく「一緒に制作する」…ゆえに授業支援ツールというより「コラボレーションツール」という捉え方で認識すると、ここから先がより理解しやすいと思います。

デジタル空間で[コ・クリエーション(共創)

リーダーの存在は？
未来教育プロジェクト学習のチームでは、一人ひとりが自らの得意や能力を発揮するミッションを担いますが、いわゆる伝統的なリーダーを決めません。リーダーの決めたとおりに動く人ではなく、全員が自分の頭で考えて判断することを重視するからです。これもDAO（非中央集権型自律分散組織）の発想と似ています。
一人ひとりの得意分野や能力はパーソナルポートフォリオの共有で皆が理解しています。

例えば、オンライン会議システム「Zoom」の画面共有の機能で、Google Classroom で進むプロジェクト学習の様子を映し出します。それを参加している全員で共有し、考えたり、発言したりしつつ共同（Co）し、創造（Creation）します。聞いているだけ見ているだけ、という聴衆者のような参加者はそこにはいません。

デジタル空間で思考を構築する

デジタル空間で学習者の活動の進捗やコメント欄に寄せた互いへのアドバイス、情報提供など、刻々と変化するコラボレーションやその日の成果を学習者も指導者もいつでもリモートで見ることが可能です。

学習者同士、プロジェクト学習を進める中で、遠隔にいても互いの知恵を集めたいときは、現実の振る舞いと同じように画面の中で互いの顔を合わし、zoom の画面共有の機能を活かして必要な資料をテーブルに広げるかのように出して映し出します。「この場所でこの状況のとき、何がリスクかな？」とその箇所を指差すようにポインターで示しつつ、メンバー同士でフラットに対話し、考え、判断し、決定していきます。

時空を超えて、コ・クリエーション

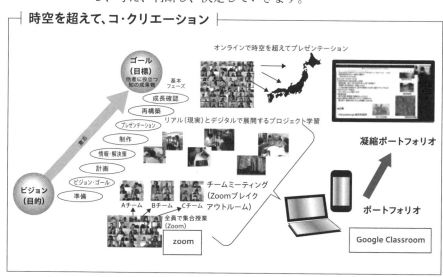

Zoom+Google Classroom でライブ授業

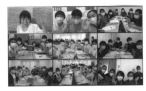

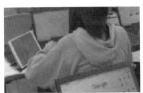

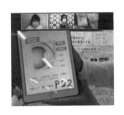

　参加者がどこにいても一瞬でデジタル空間に集結します。リアルとこのデジタル空間の2つのスペースで、プロジェクト学習はその基本的なフェーズ（p.116）で自在に進行します。

　各自オンラインで参加しているプロジェクト学習。どこにいても、互いの居場所は何Km離れていても、頭を付き合わせて互いに同じものを見て、言いたいところを指先で差しながら話す…これを可能にするのがデジタル空間におけるプロジェクト学習です。

　それぞれ別の場所にいて、一人ひとりが見ている画面の中で、みんなのアイデアがひとつになり生まれます。一人ひとりの思考のかけら、パーツとパーツを線でつなげたり太ペンでその箇所を囲みます。また、そこに関連する情報のリンク先やデジタル教科書のデータを足すなど、構築的なアクティブワークを展開します。時間になり、その日のアウトカムとして、戦略的思考が書き込まれた思考のカケラがデジタルで残ります。そのアウトカムも、この日は使わなかったけれど大事なパーツも、その日の学習行動のリフレクションとともに、デジタルポートフォリオの中に入ります。

複合的に表現する力
プロジェクト学習では一つの考えや物事を他者とデジタル空間で、生み出す際に必須の複合的な表現力が身につきます。

　指導者は、学習者がオンライン上で展開する一連のアクティブなワーク…互いの知恵や経験、アイデアなどを結集させている様子、ポートフォリオの中の知識と現実の情報を関連づけて話し合いをしていること…その表情と頭の中をZoomとGoogle Classroomの併用で把握することができるので必要な際、最もタイムリーに対話コーチングをすることができます。詳細は本書に対応している特設サイト［鈴木敏恵の未来教育デザイン］（QRコード；左記）を参照してください。

指導者として何ができればいいのか

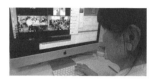

　プロジェクト学習では、指導者は"結果"を評価するのではなく、プロセスに"対話コーチング"で関わります。ここに思考や行動が可視化できるポートフォリオが不可欠です。学習者はデジタル空間でプロジェクトチームと「工程表」を作成します。現実に使える時間を戦略的に配分する工程表をつくる知的作業で何のために、どんな活動を、誰とどうするのかなど自ら考え行動できる普遍的な力を身につけることになります。

オンラインのプロジェクト学習に必要な工程表

　デジタル空間の「工程表」は、いつでも誰でも見ることができるので、チームを超えて互いに参考にしたり、あるいは共通する作業であれば戦略的に一緒に行うという判断もできます。

　何よりオンラインで活動するプロジェクト学習において、学習者の活動を概ね把握できる工程表の存在は、指導者にとって彼らの予定を把握するために不可欠といえます。

成長と評価にポートフォリオをフルに活かす【Part Ⅲ】でくわしくお伝えします。

　プロジェクト学習において指導者は、知識を教えるティーチャーではなく、コーチやファシリテーターに留まるものでもなく、プロジェクトのマネジャーとして、学習者が持てる可能性を活かせるようにその全体を進行させます。

マネジャーとしての指導者の役割

- ○　マネジャーとしてプロジェクトの"活性化"をはかる
- ○　知識と現実を結びつける対話コーチング
- ○　学習行動を予測し、あえてやや困難な選択への促しをする
- ○　一人ひとりが自らの可能性を発揮できる機会を考える
- ○　外部人材とのコネクト支援など

3 AI時代−次世代プロジェクト学習

「現実」と対峙するプロジェクト学習

　この共通の学習空間『デジタル空間（Google Classroom）』に
ポートフォリオファイル（以下、ポートフォリオ）を用意し、学
習者はプロジェクト学習のビジョン・ゴールやそこに到達するた
め手に入れた知識、情報、アイデアなどをどんどん入れていきま
す。

　一方、プロジェクト学習の題材が存在するステージは、目の前
の「現実」です。学習の課題もその要因も関連する状況もリアル
空間（現実）に存在しますので、コンピュータで調べて終わるこ
とはありません。自ら現実と対峙し、知識や情報を手に入れるこ
とが必要です。

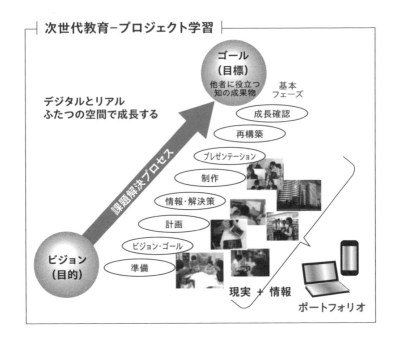

「現実」がステージだから成長する

指導者は「結果」を評価するのではなく、ポートフォリオでプロセスに対話コーチングで関わります。

　プロジェクト学習のステージは、目の前のリアルな現実。だから成長することをかなえます。現実は常にさまざまな要素からなり、現実には刻々と過ぎる時間や気候などが存在します。そのすべては、厳密にいえば変化し続け、二度と同じ状態も定型もなく、教科書や既成の教材とは異なりこうすればいいという唯一解（正解）はありません。学習者は自ら現実と対峙し、情報を獲得することが求められます。獲得した情報はそのままデジタル空間のポートフォリオに入ります。

ChatGPT（生成AI）でなく人間だから果たせること

ChatGPTは教育を根本的に変える 創作・能力・表現・評価…教育者の存在、知のありよう。

　デジタルのポートフォリオなので、学習者は片手にスマホさえ持っていれば、24時間いつでもどこでも気がついたときに、気になったことのメモや写真などをポートフォリオへ入れることができます。その瞬間、指導者の目の前の情報端末にもその変化や進捗が届きわかりますので、そのポートフォリオの中身や状況を見ることで現場で活動する学習者の行動をほぼ同時に把握することができます。

　ポートフォリオの変化は彼らの行動や思考の変化の表れでもあります。

　その思考や判断が最適かどうかは、状況により違いますから（結論だけでなく）どうしてそう判断したのか？と思考プロセスに着目する必要があります。そして必要となれば、その瞬間にオンラインでフィードバックのコメントを送ることができます。

あっそこ！と気づいたその時に効果的な対話コーチングを送ることは、AI教材でもChatGPT（生成AI）でも果たすことはできません。同じ「現実」を生きている人間の指導者だからこそできるのです。

ポートフォリオで「思考プロセス」追う

思考プロセスとは「考える道筋」。物事を解決するときや仕事や作業を進めるときの手順、たどるべき思考の道筋。

なにかを求め解決していこうとする、その思考プロセスには手順や必ず押さえるべき大事なことがあります。

行動のもとには思考がある、思考、判断は、頭の中で起きている、ポートフォリオを見るとその片鱗が見えます。

メモの大事さ p.91 参照。

「結果」だけを見て「合っていない」と指摘し、再び詰め込むように教えても、「もっとちゃんと教えて」と訴える学習者を生むだけです。ポートフォリオがあれば、必要なことがわかっているか、何を見てそこからどんな情報を得たのか、あるいは得ていなかったのか、得ていたのならそれは根拠のある情報やデータであったのかを見ることができます。いい加減な知識や情報が一つでもそこに混じれば、論理的な思考は成り立たずその全体が崩れますので、必ず確認します。

獲得した情報はそれで十分だったのか…判断や分類、分析が実際どのようになされたのかを一つひとつ追うように確認するうえで、思考のプロセスが見えるポートフォリオが不可欠なのです。

もし思考のプロセスがつながっておらず、論理的におかしな飛躍があったとしたら、リモートでポートフォリオのその箇所を指し「何を見てこう考えたの?」とその瞬間に相手の顔を見ながら対話コーチングをすることもできます。

ポートフォリオでその学習者の思考プロセスを遡って追うことで、目の前の現実から見るべきものが見えているか、そこに気づいているかなど、本人がポートフォリオに残しているちょっとしたマーカーやメモなどの痕跡でわかります。

┤ デジタルポートフォリオの中身はリアル ├

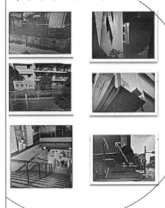

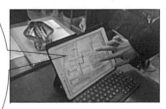

自分の通学路の現状

地震発生のとき、自分の通学路に潜むリスクを時間ごとにポートフォリオにどんどん入れている

【プロセス評価】
「プロセス」を重視するということは、プロセスを手順どおりに見て間違えてないか評価することではなく、学習者の思考プロセスに積極的に関わり、彼らの成長を実現するという決意。

ポートフォリオの中身 p.118 参照。

【思考とは…頭の中で知識と知識など関連づけること】
知識と知識、知識と情報など、その関連性・関係性・相対化の中に思考力、判断力が潜んでいる…知識も情報もポートフォリオに入っています。

フィードバックは、タイミングが命。

「何を見て、そう考えたの？」…その人の思考プロセスを逆算します。

「思考プロセスを追う」前に、「目的のために見るべきものをみて、必要な情報をしっかり目の前の現実から獲得しているか？」をポートフォリオで見ることも指導者には欠かせません。現状から抜かりなく情報を得る、そのための努力を惜しまずにしているか、その情報が根拠あるものであることを意識して選択しているか、などもポートフォリオを見て確認します。

もし現実の一部だけ見て、他の範囲を見ていなければ、大事な情報を獲得できず、その結果、間違った判断や課題解決となりかねません。

「知識」と「情報」を関連づけているか？

プロジェクト学習では、学習者は目の前の現実やインターネット上に溢れている、バラバラに存在しているかのような「情報」や「知識」を統合し、ゴールへ向かいポートフォリオに収束していきます。

現実を見て自ら獲得した「情報」がポートフォリオにあることは大事なことですが、それだけではプロジェクト学習の目指すゴールを生み出すことはできません。その「情報」と「知識」をどう関連づけているか？　結びつけて考えているか？　こここそ大事なポートフォリオの見方です。

ポートフォリオを時間の流れを辿るように見ることで、「情報」と「知識」をどう結びつけて考えているのか、その課題解決への試行錯誤が見えます。

思考力・判断力・表現力の対話コーチング

思考や判断は、頭の中で起きています。ポートフォリオは頭の外部サーバーともいえます。だからデジタルポートフォリオを見ることは、頭の中が見える…という状態になるのです。

思考力や判断力、課題発見から課題解決力などを高める「ポートフォリオ活用力」については、【Part III】参照。

『現実』をステージに展開していく学び、プロジェクト学習。その知的行動に対して対話コーチングやフィードバックをするために、指導者はポートフォリオを活用し学習者の思考プロセスを追うことが求められます。学習者が正しく思考、判断しているかポートフォリオから見えます。

考えるためには、「何のために（目的）、何をやり遂げたいのか（目標）」がまず軸となります。それが書かれているゴールシートの存在をしっかり確認します。プロジェクト学習・ポートフォリオの理論を正しく理解していれば、「現実」からの「課題」発見、「課題」の要因を探る思考メモなど、課題解決に必要な「知識」や「情報」などがポートフォリオの中にほぼ時系列で入っているはずです。

次ページの【ポートフォリオの見方…7手順】を行ってみてください。

［思考力　判断力　表現力 ］の対話コーチング

● 思考　　現状・状況‥‥「今はどうなの？」

　　　　　ありたい状態‥「どうだったらいいの？」

● 判断　　決め手　‥‥「いちばん大事なことは何？」

　　　　　押さえ　‥‥「何と何を比べたの？」

● 表現　　目的　‥‥「何（誰）のためにするの？」

　　　　　効果　‥‥「それで何を変えたいの？」

[ポートフォリオの見方…7 手順]

① 最初に必ずビジョンとゴールを見る

この学習者は「何のために（目的）、何をやり遂げたいのか（目標）」を把握する

↓

② その目標のために「何が必要かわかっているか？」を見る

『工程表』にそれを獲得する予定がメモされているか？

↓

③ その目的や目標のために、必要な情報や知識が入っているか？

目標のために”絶対に必要”なものが入っているか？

↓

④ クリティカルシンキング

ポートフォリオに入れてある情報は最新か？

確かな情報か？　普遍的か？　偏向していないかを見る

↓

⑤ 客観的に自分の考えや行動を見ていることがわかるメモなどが添えられているか？

「これでいいのか？」など、考えられる限りの可能性のある方法を考えているメモなど

↓

⑥ ポートフォリオの中のデータや事実を多面的、多角的に見て考えているか？

「他にはないか？」など探っている気配メモなど

↓

⑦「知識」と「現実」を照らし合わせているか？

照らし合わせて、結びつけている“線”など。試行錯誤の走り書き、考えている内容、また枠で囲んである内容、それらを矢印や線で結びつけたり、関連・関係づけたりしている箇所

4 デジタルポートフォリオの魅力と機能

その教育DXは美しい? …Form follows function

　学校で建築を学んでいた時に「Form follows function（フォーム・フォロー・ファンクション）」という言葉を知りました。アメリカ近代建築を代表する一人、建築家のルイス・サリヴァン氏の言葉です。Form follows function ＝形態は「機能」に従う。デザインにおける美しさは「機能」に従属するものだという考え方を意味します。

　「機能が生きた形態となっているものは究極の美しさに近づく」と飛躍して私は受けとめました。確かに切れ味のいい刀や余計な飾りのない車輪だけが存在感を放つ自転車のフォームは、洗練されたアートのような印象を与えてくれるからです。機能的なものはその本来の役割が浮き出て美しい…とすれば、ポートフォリオが持つ「機能」についてはどうでしょうか？

ポートフォリオの「機能」は活かされているか？

それポートフォリオ？
ポートフォリオは本来、その人の個性や才能、唯一性を伝えるものです。とすれば、共通する評価の観点で判断したり、数値化（データ化）することを前提としたeポートフォリオは、本来アーティストかたちが自己評価の手段としたポートフォリオから大きくかけ離れているとも言えるでしょう。

　ここでいう機能を、学習に使われるポートフォリオの機能に置き換えてみます。学校や社会においてポートフォリオの機能は活かされているでしょうか？

　教育においてポートフォリオは、概ね授業などの振り返りに使われています。例えば、できなかったことが学習を積み重ねることで、できるようになることを可視化するツールとして、リフレクションに使われることが目立ちます。

　またキャリア教育や進学などに活かすものとして、ボランティア活動や資格、留学などの実績や経験をインターネット上にデータベースファイルとして蓄積し、学びや実績を証明することを目的とするeポートフォリオの存在もあります。それはデータ化を目的とする背景もあり、あらかじめ設定された一定の評価規準

（基準）を持ちます。

　しかしDXでより自由にしなやかになるはずの学びやキャリアにおけるデジタルポートフォリオを捉えるとき、もっと多様で魅力的な機能を活かしていないことに気づきます。

デジタルポートフォリオの[魅力と機能]

デジタル空間におけるポートフォリオ活用

　そもそもポートフォリオは、建築デザイナーやアーティスト、気鋭のジャーナリストなど、これまで存在した価値観や基準には当てはまらない新しい発想や独自性、創造性をその価値とする人たちの作品集であり、自己表現ツールです。ここから派生したプロジェクト学習のポートフォリオも同様の視点を持ちます。

・　・　・

　ポートフォリオは獲得した知識や情報だけでなく、自分たちから生まれた「新たな価値」を創造するためのパーツや要素とも言える「気づきメモ」や独創的なアイデア、物事への捉え方や発想やひらめきなどを顕在化することをかなえたり、共有できるなどの機能を持ちます。

　互いに影響を与え合うというささやかな決意が求められます。

【Part I】「[2] DX
で…『知識の伝達』
が変わる」参照。

デジタルポートフォリオが可能とする「機能」

- □ 躍動性…24時間いつでもどこでもつながり見ることができる
- □ オープン性…社会とつながる
- □ 共有性…知識と感動をシェア
- □ 俯瞰性…知識と現実の関係
- □ 多様性…多様な人が見る
- □ シナジー…よき影響・相乗効果・アイデア・刺激
- □ 有機性…無限につながり広がる
- □ 多視点性…多くの視点が全体を浮き上がらせる
- □ ビジュアル性…ひらめき・概念理解

教育DXで実現する　アクティブポートフォリオ

躍動する

教育 DX とは…
これまでの授業に
どう Wi-Fi 環境や
一人一台のパソコ
ンを活かすか、で
はなく…
Wi-Fi 環境や一人
一台のパソコンの
存在が、どうこれ
までの伝統的な教
育や授業をまった
く新しいものに生
まれ変わらせるか
…が DX。
DX とは、デジタ
ル化でこれまで当
たり前だったもの
が根本的に変わる
ことだから。

実物が手にとれる「リアルポートフォリオ」であれば、指導者が預かる間は学習者の手元にはなく、自分たちで使うことはできません。しかし、デジタル空間のポートフォリオであれば、24時間いつでもどこでも、誰でも自由に活用できます。

・　　・　　・

Google Classroom のようなコラボレーションツールを活かし、プロジェクト学習のメンバーたちが遠隔からデジタル空間に集まり、プロジェクト学習を進めている場面を想像してください。そこは現実の教室のように制限はありませんから、自由にポートフォリオの中身を広げてその全体を俯瞰することも、一部分をディテールが見えるサイズに拡大することもできます。

プロジェクトチームのメンバーはどこにいてもオンラインでつながり、チームのデジタルポートフォリオを共有・活用することができます。一人がポートフォリオから一部の資料を取り出し、動画と合わせて編集する、自宅にいるもう一人は立体的なグラフにするなどのワークを、学校の授業時間にしばられることなく、自分たちの都合のいい時間に行うことができます。これまでのように、ポートフォリオから出した色々な資料を再度ポートフォリオファイルへ戻すなど、テーブル上を片付けることも必要ありません。デジタル空間は無限ですから。

これまでの教育や授業のあり方にとらわれず、さまざまなコラボレーションツールとともに自由な発想でポートフォリオを活かすとき、それは一層、魅力的でワクワクする機能を持ちます。

明け方に気づいた
課題解決のアイデ
アも、手元のスマ
ホでデジタル空間
のポートフォリオ
へ入れることがで
きます。一人ひと
り自由にポート
フォリオへ新しい
情報やデータや動
画などを足してい
くことも可能で
す。

> ## デジタルポートフォリオならではの可能性
>
> **[1] 躍動性** …同じ空間でいつでもつながっている
> **[2] 共有性** …知識と感動をシェア
> **[3] シナジー**…創造性
> **[4] ビジュアル性**…ひらめき

[1] 躍動性…同じ空間でいつでもつながっている

　デジタル空間のポートフォリオであれば、24時間いつでもどこでもポートフォリオを使うことができます。プロジェクト学習の活動は学校の教室の中だけではなく、リサーチに行った現地でポートフォリオを使ったり、オンラインで専門家の意見を仰ぐときにも自分たちのポートフォリオを広げてこれまでの経緯を説明することもあるでしょう。もちろんデジタルなので、それらすべてのアウトカムがその場で自分たちのポートフォリオにどんどん入ります。

　ポートフォリオは瞬間、瞬間に新しい情報が入ってきます。指導者はその躍動感を自分の机の上で見ることができます。学習者の思考や気づきの変化、成長している様子が手にとるようにわかります。

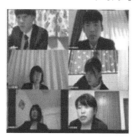

　その思考プロセスを追いつつ、必要であれば、対話コーチングをします。

　プロジェクトチームを超えてポートフォリオを見ながら「その情報はどう分析するの？」「ここは何の目的で変えたの？」など、Zoomで顔を見ながら話したりすることも欠かせないシーンです。

[2] 共有性…知識と感動をシェア

　ポートフォリオは単にデータや知識、情報だけでなく、その人がその経験で感じたことや気づいたこと、現地で当事者に会い、テーマに関する実物を見せてもらい感動したことなど、いろいろなものが入っています。

初めて人と会ったとき、互いにポートフォリオを共有することで、自分一人の人生ではとてもかなわない広い世界や物事の捉え方を、立場をこえてフラットに学ぶこともできます。

グローバルなプロジェクト学習でも手に入れた情報をポートフォリオに入れたその瞬間に、多言語の翻訳機能を活かしはるか地球の向こうにいる仲間とビジョンや感動をシェアしながら、新しい価値を一緒に生み上げることも容易に可能とします。

ポートフォリオで「何」をシェアする?

デジタルポートフォリオの最大の価値はこの「共有性」と言えるでしょう。何を共有するのか…例えば、手に入れた「情報」や「気づいたこと」。「課題」「疑問、コメント」「その日の成果」など、あらゆるものを共有することで、一人ひとりのさらなる成長へつながることができます。中でもこれからのプロジェクト全体ですべきことや予定がわかる「工程表」を共有することは、オンラインによる活動の場合、特に不可欠です。

ポートフォリオ活用
p.113 参照。

[3] シナジー…創造性

オンラインでプロジェクト学習をスタートさせるとき、最初にお互いのパーソナルポートフォリオを見せ合うことは、一人ひとりの人柄や得意なスキルや才能などを楽しく理解し合うことにつながります。心の距離を超え、信頼感を持ったコミュニケーションはオンラインであることを忘れさせるほどにとても有効です。

プロジェクトの進行に伴い、デジタルポートフォリオには有効で関心深いものがどんどん目に見える形で貯まります。ポートフォリオを時折お互いに見せ合う機会を意図的に設けることで、プロジェクトチーム同士、メンバー同士におけるシナジーが高まります。

ポートフォリオを互いに見せ合う機会は、マイルストーンの機会を活かすと有効。

インタラクティブから創造的「シナジー」へ

シナジー（synergy）とは、「人やモノ、事柄など複数の存在がお互いに作用し合うことで、効果や機能が高まること」を意味します。2つ以上のもの同士が互いに影響を及ぼし合い、効果を発

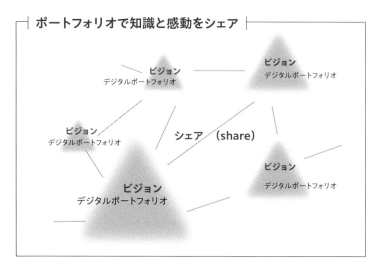

揮することです。

[4] ビジュアル性 …ひらめき

　デジタルポートフォリオでは、一瞬で画面いっぱいにポートフォリオの中身のすべてを俯瞰できるように広げたり、その一部を拡大して精緻に見ることもあります。ビジョン・ゴールにとって最も不可欠な、価値あるコンテンツはどれかを直感的に見出します。美しいビジュアルやさまざまな機能を活かせることも、デジタルポートフォリオならではの魅力的な機能といえます。一方、リアルなポートフォリオには、実物だけが持つ手触り、香りなど、実体の持つ良さがあります。

　デジタル空間では現実空間と異なり、上下関係も肩書きなくフラットな人間同士で対話を可能にします。互いにシナジー効果でしなやかに成長し合う無限に広いスペースを皆でつくります。

デジタル空間ならではのValue creation（価値創造）

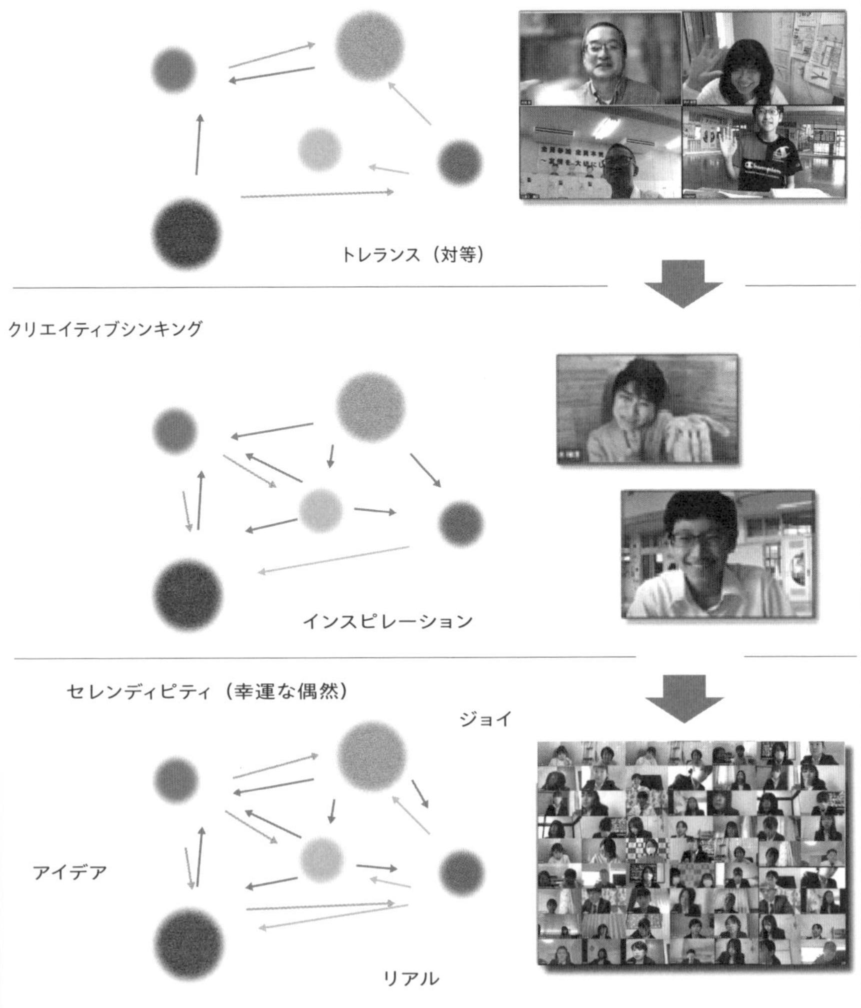
トレランス（対等）
クリエイティブシンキング
インスピレーション
セレンディピティ（幸運な偶然）
ジョイ
アイデア
リアル

ポートフォリオ・見方の極意

　ポートフォリオのどこを見るべきかというと、まさしく熱心に考えようとしている（気配のある）箇所です。例えばメモやアンダーラインです。正解のない学びにおいて、メモはとても重要です。メモにするということは、大事なことに気づき始めているということ。考えが「ゼロからイチになる」瞬間かもしれないからです。

　学習者が「こうかな、どうかな…」と解決策や方法を見出そうと試行錯誤している箇所は、学習者が何か考えようとしている軌跡です。データが入っていたら、最新かどうか、根拠ある使える情報か確かめます。また一箇所だけ見るのではなく、時間軸を遡りつつ伏線を探すかのように見ます。その人の思考プロセスを絵巻物を追うかのように、思考の追体験をするかのように見ます。

ポートフォリオのその箇所を一緒に見て（実際は遠隔）いるように「ここはどんなこと考えていたの？」と聞いてみることもそこから有効な対話となります。p.83の「ポートフォリオの見方７手順」と合わせて参考にしてください。

ポートフォリオ見方の極意

[1] 着眼点・試行錯誤

 ☐　判断に迷っているメモ

 ☐　何度も出てくる言葉

[2] 鮮度と確かさ

 ☐　最新の情報か？

 ☐　根拠に基づいた情報か？

[3] 絵巻物のように…時の流れで見る

 ☐　学習者の「思考プロセス」を追う

 ☐　刻々と変化している物事への受け止め

[4] 照らし合わせて見る

 ☐　ビジョンとゴールと照らし合わせて見る

 ☐　「知識」と「現実」を結びつけているか

PART

III

ポートフォリオの導入と活用
［未来教育シート］

1　一人ひとりがポートフォリオを持つ時代

2　ポートフォリオ導入スキーム

3　DX―自ら学びをデザインする未来

4　［ポートフォリオ活用］未来教育シート

　　　　未来教育シート1［ポートフォリオ活用 チェックリスト］

　　　　未来教育シート2［プロジェクト学習のフェーズと活動］

　　　　未来教育シート3［プロジェクト学習のポートフォリオの内容］

　　　　未来教育シート4［プロジェクト学習の対話コーチング］

　　　　未来教育シート5［ポートフォリオ活用ラダー］

5　教育DX―ポートフォリオ評価

1 一人ひとりがポートフォリオを持つ時代

広がる「学びの軌跡」のデジタル化

現在、ポートフォリオはさまざまな領域に広がりつつあります。それは「学習」に用いるケースと修学や経験などの「履歴」を蓄積するポートフォリオの二つに大きく分けることができるでしょう。

DX で学校組織や社会的機関にデジタル化の波が寄せ、学習管理システム、人事管理システムなどの導入でデジタルならではの効率的なデータ処理を実現し、学びの軌跡ファイルとしてのポートフォリオが今後もさまざまに広がることを予感させます。すでに大学における学修ポートフォリオ、社会における認定制度などに対応するポートフォリオなどが実用化されつつあります。また「学びの軌跡」をデジタルで可視化する実証実験も進み、卒業証明書を NFT で発行しスマホやパソコン上ですぐに確認できるネットワーク上のデジタル学歴証明書を卒業式で授与する大学なども登場しつつあります。これらは組織が主体のポートフォリオなのでそこには当然、一定の規格や評価基準が伴います。

組織主体のポートフォリオの課題

学校や社会に広がりつつあるポートフォリオですが、その多くは、組織から個人へポートフォリオ（提出）を求めるものです。

各自で課外活動など Web 上のポートフォリオシートに沿って入力された内容は、学習分析やデータ化や管理を可能とします。

学習者は日々の生活や活動のなかで一人ひとり多様な経験をしているはずですが、学校のポートフォリオ（キャリアパスポート）の場合、主に学校における学習歴や活動が入力されることとなり、校外での日常の活動が包括されることは少ないと言えそうです。

また、転校や移転の際、ポートフォリオを途切れることなくどう継続し積み上げるかなど課題があります。

広がるポートフォリオ関連の動き

●文部科学省：新学習指導要領 / 小中高校における【キャリアパスポート（ポートフォリオ）】(2020年～実施)
(https://www.mext.go.jp)

●文部科学省：大学等における【学修ポートフォリオ】
(https://www.mext.go.jp)

● NFT 付き学歴証明書

NFT（Non-Fungible Token）
非代替性トークン。ブロックチェーン上（代替不可能）で発行された、送信権が入った唯一無二のデータのこと

まずパーソナルポートフォリオをつくる

これらを解決するためにも、組織が求めるポートフォリオ以前に、自らポートフォリオをつくることを提案します。

p.96 図 a「未来へのポートフォリオ」を見てください。左下から右上の未来へのピンクのラインが個人のパーソナルポートフォリオです。並行するグレーのラインが「キャリアポートフォリオ」です。どちらも1人の人間が未来へ向かう生涯を象徴しています。

パーソナルポートフォリオは、自らの興味、関心のあることや得意や好きなこと、ときに感動したことや心が温かくなるような記憶などもある、自分自身のためにつくるポートフォリオです。

パーソナルポートフォリオからは、素質、感性、個性、才能、願い、大切にしているもの、自分はどう生きたいのか、夢などが見えます。

「キャリアポートフォリオ」は、社会的な自分とも言えるポートフォリオです。社会との接点で獲得した能力、スキル、取得資格、各種認証、プロジェクト学習のアウトカムや仕事の成果などが入っています。キャリアポートフォリオからは、その人の教育やスキル、取得資格、仕事から得た業績などが見えます。

キャリアポートフォリオは社会との接点が始まった時からスタートしますので、ピンクのラインの方が先に誕生しています。

キャリアポートフォリオはもちろん、パーソナルポートフォリオには、ひとりの人間として関心あることや「こう生きたいという願い」などが入っているので、人間としてのその人が見えてキャリア支援にも有効です。

パーソナルはキャリアで磨かれる

ポートフォリオに沿って繰り返し並ぶいくつかの「グレーの「輪」は、プロジェクト学習や仕事を象徴しています。そこで得られたものや生みあげた成果がポートフォリオに積み重なり、成長していくイメージです。プロジェクト（の輪）は、その人のスキルや能力だけでなく人間性も多く求められますので、パーソナルを意味するピンクも半分ある「輪」になっています。

なぜパーソナル
ポートフォリオが
必要か
考えたり決めたり
するためには、その対象を見る必要がある。だから
……
自分が見えるパーソナルポートフォリオをつくる。

パーソナルポートフォリオの価値
パーソナルポートフォリオは、「自分を信じて生きること」をかなえる背骨のような存在として心を支えます。自尊感情や自己肯定感の手段として機能します。

キャリアポートフォリオとパーソナルポートフォリオの間の「矢印」は、相互の影響を意味しています。社会や仕事における苦い経験もうれしい出来事も、1人の人間としても成長させてくれるからです。

ポートフォリオも人も「唯一」

　　キャリアポートフォリオもパーソナルポートフォリオもどちらも自分のものです。しかし決定的に違うのはパーソナルポートフォリオには標準、基準などの社会的な評価はないということです。

　　むしろその人がその人らしいこと、個性が見えオリジナルであることが大切というコンセプトがそこにあります。

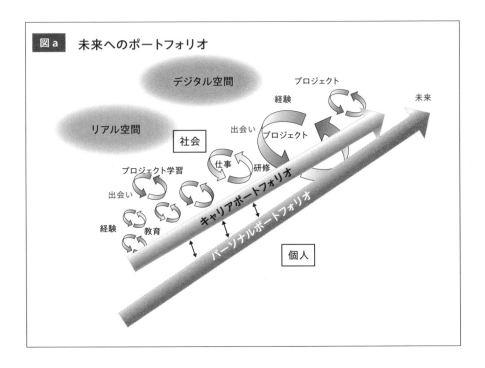

図a　未来へのポートフォリオ

デジタル空間

リアル空間

社会

プロジェクト

経験

出会い

プロジェクト

仕事

研修

プロジェクト学習

出会い

経験

教育

未来

キャリアポートフォリオ

パーソナルポートフォリオ

個人

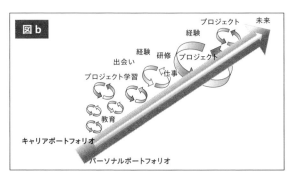

自分の中に仕事が含まれる生き方
自分（ピンク）の元々の素質や関心と仕事
（キャリア）が一体。アーティストなど、個
性や才能を活かす創造的な仕事。

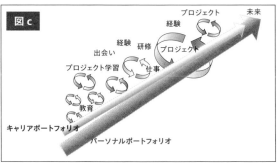

自分と仕事が重なる生き方
パーソナルポートフォリオの中にキャリア
ポートフォリオが多く含まれる。自分と仕
事がほぼ一致している。

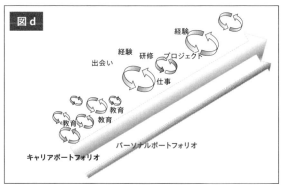

「社会の自分」に比重が大きい生き方
仕事（グレー）が大きい存在。

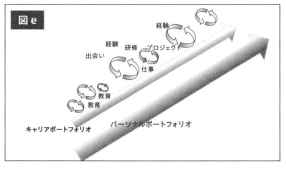

「自分自身」に比重が大きい生き方
仕事と自分に距離がある。

ポートフォリオは自分のもの

潤沢なポートフォリオになるために…p.118 参照。

　小中高校などで「キャリアパスポート（ポートフォリオ）」を記入するとき、大学入試などでポートフォリオ提出を求められるとき、また学修ポートフォリオや採用面接などでポートフォリオが求められる…こうしたときに初めてポートフォリオを作るのではなく、自ら自分のポートフォリオを作り、そこから最適と判断したものを自ら選択して提出できるようにします。

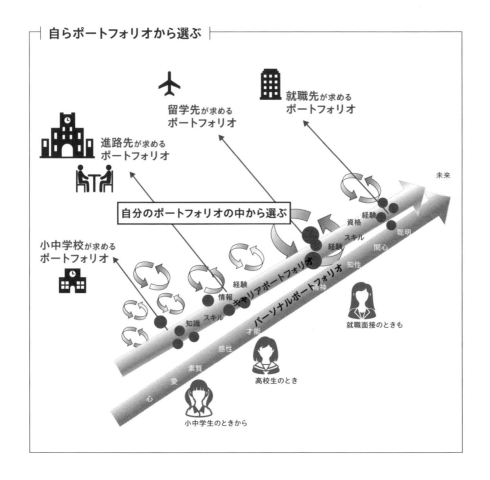

自らポートフォリオから選ぶ

留学先が求める
ポートフォリオ

就職先が求める
ポートフォリオ

進路先が求める
ポートフォリオ

自分のポートフォリオの中から選ぶ

未来

経験
資格
聡明
スキル
関心
経験
知性

小中学校が求める
ポートフォリオ

経験
情報　キャリアポートフォリオ　パーソナルポートフォリオ　精神
知識　スキル　才能
感性
素質
愛
心

就職面接のときも

高校生のとき

小中学生のときから

2 ポートフォリオ導入スキーム

ポートフォリオでキャリアデザイン

【Part II】参照。

「キャリアポートフォリオ」はどのような手順で作成したら、その本来の魅力や機能が発揮されるのでしょうか。次ページのp.100図「ポートフォリオ導入スキーム」と合わせて読んでください。

[1] 最初にパーソナルポートフォリオを作ります。自分の個性やよいところを知るきっかけになるからです。比較や数値化されるような評価は不要なので、パーソナルポートフォリオ作りは楽しく心を前向きにさせます。

[2] パーソナルポートフォリオで互いに自己紹介します。その時に「これいいねぇ」「なんでこの写真を入れたの？　聞かせて！」など互いに好奇心を持って楽しいひとときとします。

[3] その楽しさの余韻のままポートフォリオを活かして「キャリアビジョンシート」で自分が活きる未来について考えてみます。

[4] キャリアビジョンに関する情報をポートフォリオに入れていきます。自分の得意や関心あることを活かせる未来を実現するためにキャリアポートフォリオをつくります。

[5] キャリアポートフォリオを見ながら、自分のビジョンとゴールを「ゴールシート」に書いてみます。

[6] 具体的に、いつ、どんな風に、どんな手段で、学び力を身につけていくかを「キャリアプラットフォーム」に書き込みます。

[7] キャリアポートフォリオに自分の未来に対する具体的なアイデアや資料をどんどん蓄積していきます。

　学校や職場や環境が移り変わっても、自らポートフォリオを活かし成長し続けます。

デジタルポートフォリオのよさを活かす
デジタルなので容量を気にする必要はありません。「これどうしようかな？」と迷ったら入れます。その時には気づかず時間が経ってから価値に気づくことが多いからです。
また自分にとっては普通にこなしていることも、他の人から見ると珍しいことだったり、すごい！と思うことだったりしますから、まずはどんどん入れましょう

キャリアビジョンシート
p.103 参照。

ポートフォリオ導入スキーム

[ポートフォリオ・リテラシー] 教育

ポートフォリオの目的 ・ 基本 ・ 前提 ・ 有効性 ・ 魅力 ・ 見方 ・ 活用 ・ 評価

知識
↓
行動

[1] パーソナル ポートフォリオ作成・継続

[目的] 自分を客観的に見る(メタ認知)・自己肯定感

[2] パーソナル ポートフォリオ活用

[目的] ポートフォリオの価値、楽しい効果を体験する

[手段] ポートフォリオ 15min.研修の実施

[3] 未来へキャリアビジョン(生き方)を描く

[目的] どう生きたい?自分のありたい未来をイメージする

[手段]「キャリアビジョンシート」活用

[4] キャリア ポートフォリオ作成・継続

[目的] キャリアビジョン実現へ情報を得て考える

[手段] ポートフォリオサイトへ情報一元化

[5] ビジョンとゴールの自己決定

[目的] 未来への方向性、具体的な目標へロックオン

[手段]「ゴールシート」活用

[6] [キャリア プラットフォーム]に未来を書き込む

[目的] いつ・何を・どんな手段でどう学ぶかを具体化

[手段]「キャリアプラットフォーム」活用

[7] キャリア ポートフォリオを継続・活用

未来教育
プロジェクト学習
ポートフォリオ活用
↓
■ビジョンとゴール
を自己決定できる力
■現実と向かい合う力
■課題解決力
↓
自分や社会の
未来をデザインする力
↑
ポートフォリオ継続・活用
の内発的動機付け

パーソナルポートフォリオ

キャリアポートフォリオ

未来へ…学び続ける人

[1]　パーソナル ポートフォリオ作成・継続

パーソナルポートフォリオをつくる

　ポートフォリオ（Portfolio）：直訳すると紙ばさみ、建築家やデザイナーの作品集です。　これまでやってきたこと、自分のセンスや個性、夢を1冊のファイルに入れます。

［つくり方］

ファイルを用意する→リアルでもデジタルでも、Webサイトでも。

素材を集める→写真、パンフレット、映像、気に入った文章など、気になったらとにかく入れてみる。

コツ→「自分をほめながら集める」。「よく頑張った！」「このときは楽しかった！」とやってきたことを楽しく振り返りましょう。

［こんなものを入れてみよう!］

① 自分の「持ち味」「得意なこと」「好きなもの」「関心があるもの」に関するもの（関心のある記事、もらった嬉しいメッセージ etc.）

② 自分の「願い」「目標」「目指していること」

③ 自分のこれまでやってきたこと（研究、読書歴、ボランティア歴 etc.）

④ 今の自分をつくったもの（読書歴、習い事の記録、講習会、学会など、領収書 etc.）

⑤ 自分が作ったもの（作品、料理、レシピ、写真、絵、イラスト etc.）

⑥ 自分がこれまで手に入れてきたもの（表彰状、寄せ書きの色紙、手紙 etc.）、学んだこと、研修資料など

※その時のエピソード、キャプション、年月日など。「写真」は必須です

［作るときに気をつけること］

① 入れるものには必ず「日付」「出典」「場所」を添えること（確かさ、根拠が必要！）

② 前から順番に「時系列」で入れていくこと

③ 様子、気持ちを添えておく。そこに至る過程、物語（励ましの手紙、ぼろぼろになったノートなど

リアルポートフォリオか？デジタルポートフォリオか？

どちらでもその時々でしなやかに作ればいい。

手触り、香り、そのものに大切な何かがこもっているものはリアルポートフォリオでしょうか…

例えば…
・患者さんからいただいたお手紙
・大切な人からの贈物のリボン
・胸に抱きたいもの…

デジタルポートフォリオであれば時空を超え地球の果てまで自分の知識や感動をシェアできます。また心血注いだ作品を多くの人々へ届けられるという魅力があります。

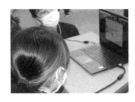

ポートフォリオで語り合う

　さまざまな研修や活動のスタート時に、ポートフォリオを見せ合う15分を設けます。初めて会う人との「自己紹介」だけではなく、すでに一緒に学びや仕事をしている人たちでも意外に相手のことを知らないものです。パーソナルポートフォリオは一人ひとりユニークに違いますので、定型的な自己紹介にならず、その人の考えや経験、好きなことなどに互いに熱心に耳を傾けることをかなえます。

　短い時間でポートフォリオの楽しさや効果を実感できるプログラムです。事前に各自パーソナルポートフォリオに「これが私です！」「これすごく頑張りました」「ここで私は成長しました」という箇所を選び、そこを中心にプレゼンテーションをします。

身につく力
- □ オンラインを意識し仕草や表情でわかりやすく伝える力
- □ 資料を見せながら事実を具体的につかむ力
- □ 対象者の状態・気持ちを意識しつつの表現の工夫
- □ 自己理解力・他者理解力

ポートフォリオ＋『Thank youカード』

　「すごいこと」ではなく「好きなことや関心あること」の写真などを見せながら伝えます。「好きなこと・関心あること」に対して、多くの人は非常に詳しい知識やこだわりのある独特な捉え方、また専門的なことを語りますので、聞き手は知らないことを学び得ることができ、思わず熱心に聞き入ってしまいます。「○○が役立ちました、ありがとう！」や「○○を学びました、ありがとう！」とその人から得た価値あることを具体的に書いた『Thank youカード』を渡し合います。必然的に楽しくも充実した時間となります。これは、どんな人からも学ぶ姿勢が身につくという、高い効果をもたらします。

Thank youカード

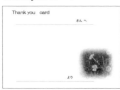

[3] 未来へキャリアビジョン（生き方）を描く

キャリアビジョンシート

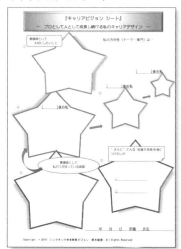

「キャリアビジョンシート」で未来志向になる

　教育や学びで身につけた「能力・スキル」だけでなく、自分が持って生まれた得意なことや関心あることを活かせる仕事や活動ができることは、かなり幸せなことと言えるでしょう。

　そのためには自分が身につけている能力やスキルは何か？　自分が持って生まれた得意なことや関心あることは何か？　1年後、数年後…どんな自分になっていたいのか、未来を描き記入します。

[キャリア継続支援ツール] として活かす

　学生やスタッフのキャリアビジョンを知っておくことは、その人の成長の力になるために指導者や管理職にとって有効です。願いを一緒に理解してくれて、「あなたの願いは○○よね、そこに有効な研修会が○○であるけど、どう？　行く？」などと必要な支援を提供されれば、仕事にも学びにもやる気が出ます。

「未来を描く」ことに価値がある

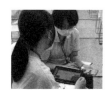

　未来を描くことは、自分の向かう先を照らしてくれます。ここに「キャリアビジョンシート」が役立ちます。新人として仕事のスタート期に使いますが、3年目あるいは10年目などの区切りの時に使うこともとても効果的です。

キャリアビジョン
シートの活用は
『ポートフォリオで
未来の教育』p.70
参照

103

[4] キャリアポートフォリオ作成・継続

キャリアデザインに役立つ情報を集める

キャリアビジョンシートに書いた「マイテーマに関する分野や専門に関する事柄」や「自分の資質があらわれた行動」「どんな知識やスキルを身につけたいか」など、さまざまな情報や資料や思いついたアイデアメモをポートフォリオへどんどん入れていきます。

ポートフォリオは紙ばさみや作品集です。空欄に記入するものではありません。以下の1)〜3)を参考に、伸びやかにポートフォリオに入れていきましょう。

> **キャリアポートフォリオへ入れるもの**
>
> 1) 専門・スキル・研究・経験・成果などがわかるもの
>
> 2) 独創性・挑戦心、自らを変化させる力が伝わるもの
>
> 3) 才能・感性・能力・行動力・持ち味・得意がわかるもの

[5]　ビジョンとゴールの自己決定

ゴールシート

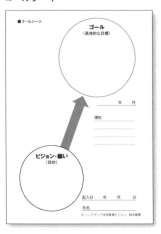

キャリアビジョンシートやキャリアポートフォリオを活かし、具体的な目標や目的を決定します。「何のため(目的)に何をやり遂げたいのか(目標)」を簡潔にゴールシートに書き、ポートフォリオの冒頭に入れて自分の意志で未来へスタートするようにします。

スタッフの成長を支援する時、その人のビジョンや目標が一目でわかるゴールシートを共有していることが不可欠です(『AI時代の教育と評価』教育出版;2017、p.154 参照)。本書「特設サイト」からダウンロードできます。

[6] ［キャリアプラットフォーム］に未来を書き込む

キャリアプラットフォームシート

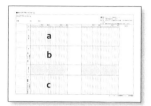

　ビジョンを実現するためには学びや行動が必要です。「キャリアプラットホーム」へ時間軸を考えながら、「a いつ」「b 何を」「c どんな手段でどう学ぶか」を具体的に書き込みます（筆者著『キャリアストーリーをポートフォリオで実現する』日本看護協会出版会；2014、p.96 参照）。

[7] キャリアポートフォリオを継続・活用

　ポートフォリオは作って終わりというものではありません。日々の仕事や研修で得たことや生みあげた成果を蓄積し自らの今と未来を考えるツールとして活かします。

　DX はこれまでの学び方や働き方のすべてを根本的に変革させつつあります。さまざまな背景やキャリアを持つ新人の研修、転職、キャリアチェンジ、中途入社、パラレルワーク、リモートワークなど働き方も多様です。ここに多様な生き方、成長、評価…新しい価値観の創出、ここにキャリアポートフォリオが活きます。

キャリアポートフォリオ活用シーン

□キャリアデザイン・ビジョンを考えるとき

□キャリア継続支援ツールとして

□目標達成・ポートフォリオ面接

□DAO結成ツール

□人間性を理解した1on1ミーティング

□学修証明・留学・AO入試・就活・採用決定

□人間的なコミュニケーション

□モチベーションアップ研修

□成果と成長の自己評価・メタ認知

□コンピテンシー評価・多面的評価

ポートフォリオによる［キャリア継続支援］

　DX を機に組織の［教育・キャリア］を新しく構築することが求められます。ポートフォリオを有効に活かし、一人ひとりが自らの意志で未来を描き成長し続けること、キャリア継続支援を果たせる体制全体を再構築します。実施手順を p.100 の［ポートフォリオ導入スキーム］を踏まえてここからお伝えします。

［知識］ポートフォリオ・リテラシー（右図およびp.111参照）

　最初に知識としてポートフォリオの目的、基本、前提、有効性・魅力・見方・活用など「ポートフォリオ・リテラシー」を学びます。

［行動］ポートフォリオ活用研修（右図参照）
❶ 新人スタート研修

　新人研修の年間プログラムを開始する前、オリエンテーション期間にポートフォリオとプロジェクト学習を学び、「ポートフォリオ・リテラシー」を身につけます。同時にあらためて新人研修期間のポートフォリオをスタートさせます。

❷ 新人フィードバック研修

　新人期間の最後に、ポートフォリオを活かしてフィードバックし、この 1 年間で身につけたことや経験、成長したことを確実なものにします。仲間たちと共有し、自分が経験しなかったことも学び得ます。

　新人指導に関わる指導者・教育者たちは日常的にポートフォリオを活かし、新人の学びやキャリアを支援します。

❸ キャリアビジョン研修

　これまでのポートフォリオも活かしながら、あらためてどのような方向を目指して（例えば看護師として）成長していきたいか、未来へキャリアデザインを描きます。「キャリアビジョンシート」や「ゴールシート」「キャリアプラットフォーム」が役立ちます。

❹ 対話コーチング研修

　新人指導者、教育担当者など、希望者も含めポートフォリオを活かした対話コーチングを学び、それぞれの立場でより高いレベ

ポートフォリオ研修
に関する実践資料・
動画
［鈴木敏恵の未来教
育デザイン］

❶〜❻の研修プログラムは以下に詳しく紹介しています（いずれも筆者著）。ポートフォリオで未来の教育、日本看護協会出版会；2019. Part4.看護師の実践力と課題解決力を実現する！ ポートフォリオとプロジェクト学習 . 医学書院；2019. 3章 .

❺ 中堅 [モチベーションアップ] 研修

中堅が自ら学び続け、モチベーション高く仕事をし続けるためには、経験を積み重ねてきた中堅だからこその暗黙知や経験知を顕在化させることが有効です。ポートフォリオを共有するプロジェクト研修がここに応えます。

❻ 指導者 [キャリア継続支援力] 研修

ポートフォリオを活かし、一人ひとりのキャリアビジョンを尊重しつつ成長を支援できる力を身につけます。

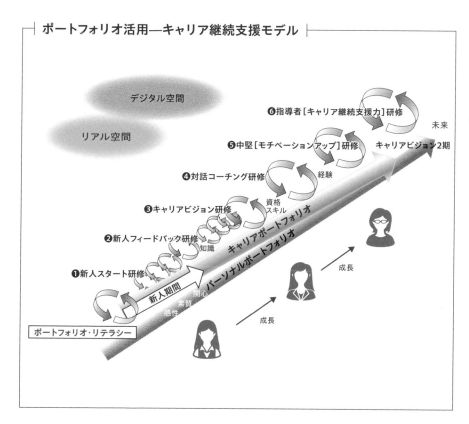

ポートフォリオ活用―キャリア継続支援モデル

3 DX─自ら学びをデザインする未来

未来へ…学び続ける人になる

ポートフォリオは【学習】にも【キャリア】にも活きます。

【学習】「新たな価値創造」につながるプロジェクト学習、課題解決学習、専門性の高い研究などの成果や創意工夫したプロセスもポートフォリオへ入れます。仕事や経験で得た成長や成果も、ポートフォリオへ入れます。

【キャリア】として自分の個性を活かせる進路へ向かう入試や就活の面接にポートフォリオは活きます。就職したのちも新人研修のみならず変化の激しい今、ポートフォリオに入れるものはオンラインでの自己学習も含め数多くあります。転職や退職後もポートフォリオを活かして自ら学びや成長を継続させます。

> **ポートフォリオは「メタ認知」ツール**
>
> 今や未来について考える時も、学生が悩んだりする心の問題も、ポートフォリオは役立ちます。自分自身を客観的に見ること（メタ認知）をかなえるからです。

ポートフォリオは[学習・キャリア]に活きる

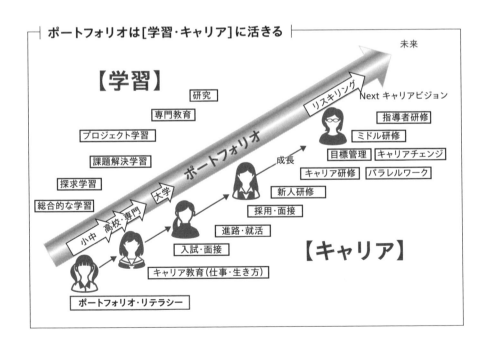

DXとポートフォリオ教育

自ら学びをデザインする時代

学校依存型、組織依存型の学びからの脱却。
組織から個人へ。

　学校に所属しているときは、学習者の学習内容はもちろん、その履歴も成果も基本的に学校が管理します。卒業後は就職した組織がスキルアップ研修や資格取得などを積極的に奨励し、個人のキャリア継続を支援します。個人の成長が組織の成長と直結するからです。

　しかし今、DXの到来、世界に類を見ない急激な少子高齢化、いつ再び起こるかもしれないパンデミック…激変の只中にあり、学びも仕事もこれまでと根本的に変化しています。オンラインで学びながら働いたり、パラレルワーク（複数の仕事を並行して進める働き方）をしながら経験を積み上げたり、さらに在学中に起業するなど、状況は大きく変わりつつあります。

自分はどう生きるのか？　生きたいのか？

　さらに、「人生100年時代」となり、退職後も学びや活動は一人ひとり個性豊かに継続することが当たり前となった今、それまで学校や勤務先にお任せで学びを"受ける"ことに慣れていた私たちですが、これからは目的意識を持って自らデザインする時代です。

　一人ひとりが「自分はどう生きたいのか？」を考え、「自分の学びは、自分でデザインする」。その学びで得た能力や資格や高めたコンピテンシーも「自らマネジメントする」…このような時代はもう始まっているのです。

　自らの「学びデザイン」ができるためには、「何のために、何をやり遂げたいのか」というビジョン（目的）やゴール（目標）を明確にする必要があります。ここにプロジェクト学習が役立ちます。自ら得た学びや経験はバラバラにせず一元化して、必要な際は取り出し、活かせるように、ポートフォリオの存在が応えます。

DX時代…自ら学びをデザインして生きる

これまで（DX前）

・学校や勤務先が「学びのデザイン」
　をする。同じ教室で一斉に受ける

・学びの軌跡は…学校や所属先が管理

・退職後、はじめて自分で自分の
　学びをデザイン、管理することになる

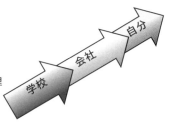

与えられた学びから、意志ある学びへ

これから（DX後）

・デジタル空間に満ちた知識や情報で
　一人ひとり自らの学びをデザインする

・学びはポートフォリオで自己管理する

・学びの主体は「自分」という意識が
　初めからある

・学校教育の中で学びの楽しさを得て、
　「自分」で生涯ワクワクと学び、
　デザインすることを身につける。

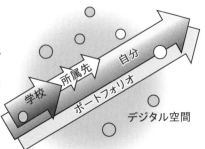

■ポートフォリオ・リテラシー

　ポートフォリオを導入する際には「ポートフォリオ導入計画（スキーム）」（p.100）と同時に、「ポートフォリオ・リテラシー」を指導者も学習者も学ぶことが必要です。

ポートフォリオの目的

　あらためてポートフォリオの目的、価値を確認します。

　ポートフォリオは「作品集」、テストなどで数値化できない、その人の個性・感性・才能・学びの特徴などを見い出すためのファイルです。子どもたちの持っているものや可能性は均一評価からなるペーパーテストだけでは見出すことができません。一人ひとりの個性や独創性を見出し、大切にしたいと願う人たちの思いから、教育界におけるポートフォリオは広がりました。

ポートフォリオの基本——主体は「個人」

リテラシーとは
基本的に身に備えている能力。理解、解釈を適切にした上で活用する力。「メディアリテラシー」など。

　個人でポートフォリオを作るときはもちろんですが、組織でポートフォリオを導入する際も、ポートフォリオの主体は個人であり、その蓄積や管理においては基本的に本人がその権限を持つことが重要です。本人が提供したもの以外は他の人が本人の許可やコンセンサスを得ることなく、情報を足したり、活用したりすることはできません。

　「自分のポートフォリオ（情報）は自分のもの」。これはポートフォリオの基本であり、リテラシーの中で最も重要な意識といえます。

ポートフォリオの前提条件

本人の意志でポートフォリオにコンテンツが蓄積されること。
多様で潤沢な中身であること（スカスカしていない）。

① 根拠ある情報・現実対峙からなるアイデアメモ・写真・構想下書き、etc
② 結果でなくプロセス重視
③ 基本的に、時系列に展開すること
④ テーマ（ビジョン・コンセプト）があること

■ポートフォリオの基本・有効性・活用

<ポートフォリオの基本>

1) ポートフォリオとは
2) ポートフォリオの本質
3) ポートフォリオの活用
4) プロセス重視
5) ポートフォリオの再構築
6) 目的別ポートフォリオ
7) ポートフォリオ8つの機能
8) ポートフォリオの主体
9) ポートフォリオの価値20
10) ポートフォリオで考える力

● プロジェクト学習とポートフォリオの関係

p.47〜48
p.58〜71
参照

<ポートフォリオ活用と魅力>

□ ポートフォリオで「思考プロセス」を追う
□ 「デジタル空間」のポートフォリオの価値
□ デジタルでポートフォリオは躍動的になる

p.48、p54〜56
p.80〜91
p.75〜76
参照

<ポートフォリオの見方>

□ ポートフォリオの見方……7つの手順
□ デジタルポートフォリオを見る極意

p.69〜71
p.83、91
p.124〜126
参照

4 [ポートフォリオ活用] 未来教育シート

　ポートフォリオ活用やプロジェクト学習に有効な「未来教育シート」1〜5を紹介します。

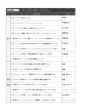

未来教育シート.1 **ポートフォリオ活用チェックリスト**　p.115

ポートフォリオ活用の評価に使えるシート。
ポートフォリオの活かし方もわかる。

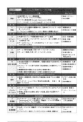

未来教育シート.2 **プロジェクト学習のフェーズと活動**　p.117

課題発見から解決に至るプロジェクト学習のフェーズ手順と活動がわかる。展開と各フェーズにおける活動内容

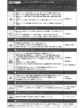

未来教育シート.3 **プロジェクト学習のポートフォリオの内容**　p.119

プロジェクト学習のフェーズごとに「ポートフォリオに入っている必要があるもの」がわかる。

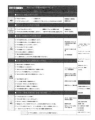

未来教育シート.4 **プロジェクト学習の対話コーチング** p.121、122

プロジェクトを進めるときに有効な「デザイン思考」を高める指導方法がつかめる。その際、必要な課題発見から解決に至るフェーズごとの対話コーチングのセリフがわかる。

未来教育シート.5 **ポートフォリオ活用ラダー**　　　　p.123

ポートフォリオを活用する力の現状把握に使える。

未来教育シート.1 ［ポートフォリオ活用チェックリスト］の使い方

［未来教育シート .1］は、ポートフォリオをスタートするときのチェックリストとして使えます。ポートフォリオにどのようなものを入れるといいのかだけでなく、何のためにそれがいるのか、という「ねらい」もわかります。

①ポートフォリオスタート時の説明に使う

「ポートフォリオにこんなものを入れればいいのか」「なるほど、ポートフォリオは活かせるんだ！」と理解できます。

②ポートフォリオ活用促進に使う

ポートフォリオ作成だけでなく、他者とともに学び、成長するポートフォリオ活用の理解となります。

③（自己）評価に使う

［シート 1］をチェックすることで、ポートフォリオをどの程度活用できているか（自己）評価できます。

④ポートフォリオリテラシーに使う

ポートフォリオの初期目標として「これからこのように使ってみよう」というヒントになります。自分だけでなく他者とともにポートフォリオリテラシーが高まる研修の機会を設けることも有効です。

ポートフォリオ成功の秘訣

成功のポイントは、ポートフォリオをつくるだけでなく、ポートフォリオを使う場面を設けることです。たとえば、学校であればオンラインでプロジェクト学習のプレゼンテーションを凝縮ポートフォリオでする、組織であれば、面接のときにポートフォリオを使って語ってもらいます。

未来教育シート.1	ポートフォリオ活用 チェックリスト	
	活用と行動	ねらい
自分	☐ ポートフォリオを作っている	実践力
	☐ ポートフォリオに「ゴールシート」が入っている	目標設定力
	☐ ポートフォリオに「写真」など多様なメディアや実物のコピーが入っている	自己表現
	☐ 何とかしたい「課題」に関するメモなどがポートフォリオに入っている	課題意識
	☐ 関心あること、これから「探究」したいことについてメモや資料など入っている	情報獲得
	☐ ポートフォリオを見て自分の「未来」を考えたメモや関連資料を入れている	未来志向
	☐ ポートフォリオを活かしてフィードバックやリフレクションしている	客観視
	☐ ポートフォリオを使って、書類（経歴書など）を書いたことがある	事実確認
	☐ 今現在もポートフォリオの中身を随時足して常に最新にしている	
自分＋他者	☐ ポートフォリオとは何かを理解し自分の言葉で説明できる	理解
	☐ なぜポートフォリオが必要なのかを説明できる	理解
	☐「ビジョン・ゴール」という言葉を使いプロジェクト学習を説明できる	理解・実行力
	☐ プロジェクト学習とポートフォリオの関係を理解し説明できる	理解
	☐ 他者のポートフォリオを見て、学んだこと（メモ）がある	他者から学ぶ力
	☐ 他者のポートフォリオの中身へ関心を持ち質問などをしたことがある	コミュニケーション力
	☐ ポートフォリオを使いプレゼン（自己紹介含む）したことがある	自己表現力
	☐ 他者のポートフォリオにメッセージや感謝カードを送ったことがある	コミュニケーション力

[未来教育シート.2]を使うことでプロジェクト学習のフェーズ展開と各フェーズの活動がわかります。

| プロジェクト学習基本フェーズ |

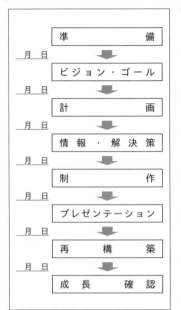

準　　　　備

月　日

ビジョン・ゴール

月　日

計　　　　画

月　日

情　報　・　解　決　策

月　日

制　　　　作

月　日

プレゼンテーション

月　日

再　　構　　築

成　長　　確　認

フェーズごとの詳しいねらいや活動、対話コーチングについては、筆者著『AI時代の教育と評価』（教育出版；2017）の6章参照。

①プロジェクト学習を主体的に進行できる

いつどんな活動をするのかわかるので、自分たちで進められる。

②フェーズごとのリフレクションに使える

基本フェーズの区切りで立ち止まり、活動をフィードバックできる。

③フェーズごとの成長評価に活かせる

各フェーズで「身につく力」が明確になり（自己）評価に使えます。

④フェーズごとのポートフォリオが掴める

活動ごとにどのようなものがポートフォリオに入るか把握できます。

⑤コ・クリエーション（共創）に必要な活動がわかる

「新たな価値創造」のために必要なプロジェクトの展開がわかるので、リモートでも力を合わせて進行できる。

コ・クリエーション（共創）

時空を超えたデジタル空間で、共通するビジョンの仲間が集結し新たな価値を創造する次世代プロジェクト学習は、コ・クリエーション（Co-Creation）を価値とする未来教育です。
コ・クリエーション（Co-Creation）とは、共（Co）に創造（Creation）する、「共創」を意味します。

未来教育シート.2	プロジェクト学習のフェーズと活動	
フェーズ	**活動**	**身につく力**
事前	☐「ポートフォリオ・プロジェクト学習」のオンライン講義視聴 ☐ デジタル教室空間（Google classroom）に参加 ☐ パーソナルポートフォリオ（webポートフォリオ）作成	☐ 基本リテラシー ☐ 自己理解
月　日	**プロジェクト全体のビジョン・ゴール**	
1 準備	☐ プロジェクトの題材の認識のもと、全体のビジョンとゴール決定・コンセンサス ☐ プロジェクトの題材にフォーカスし現実から課題を見出す	☐ 課題発見力 ☐ 将来社会への意識
月　日	**チームのビジョン・ゴール　／　チームビルディング**	
2 ビジョン・ ゴール	☐ 共通するビジョンや課題意識で集合しチーム結成 ☐ パーソナルポートフォリオでチームメンバーが互いに理解し合う（心理的近づき） ☐ チームのビジョン・ゴールを決定する → ゴールシートをポートフォリオへ入れる	☐ 自己・他者理解 ☐ 敬意・尊重 ☐ 目標設定力
月　日	**戦略性のある計画**	
3 計画	☐ チーム「実行計画書」作成→ポートフォリオへ入れる ☐ チーム「工程表」作成→ポートフォリオへ入れる	☐ 戦略的な計画力 ☐ 未来を描く力 ☐ 自らすべきことを考え出す力
月　日	**ビジョンを現実にするために情報を得て課題解決を考える**	
4 情報・解決策	☐ 目の前の現実からも情報獲得して課題を解決する具体的なアイデアを出す（ブレーンストーミング） ☐ 類似の事例を手に入れヒントを得る ☐ 課題解決策の根拠となる（公的な）情報を得る ☐ 知識と現実の情報を結びつけ新たな価値を生み出す	☐ 情報獲得力・礼節 ☐ 情報の取捨選択力 ☐ 創造的発想力 ☐ 課題解決力
月　日	**プレゼンのための制作（凝縮ポートフォリオ）**	
5 制作	☐ プレゼンテーションパネル「具体的な解決策」　作成→　凝縮ポートフォリオ作成	☐ デザイン思考の顕在化 ☐ 知の構成力
月　日	**プレゼンテーション（知の共有）**	
6 プレゼンテーション	☐ オンラインで多様なオーディエンスとやりとりしながらプレゼンテーション ☐ 事前に予測される質問、意見への回答、提示する資料やデータも用意（『AI時代の教育と評価』（教育出版）参照）	☐ 全体性・表現力 ☐ コミュニケーション力
月　日	**知の再構築**	
7 再構築	☐ プレゼンテーションの際に皆さんからいただいたGoogle Classroomのコメントを参考に、凝縮ポートフォリオを最終ブラッシュアップし、ウェブで公開など	☐ 他者の考えを取り入れる柔軟性
月　日	**プロジェクトの成果と成長を確認し未来へ向かう**	
8 成長確認	☐ 元ポートフォリオ・凝縮ポートフォリオを活かし自分の成長を確認し書き出す ☐ プロジェクトへ協力していただいた方への報告、感謝などを伝える	☐ 未来のモチベーション ☐ 自己肯定感

PART Ⅲ　ポートフォリオの導入と活用［未来教育シート］

　現実の課題を見出し、その課題解決を考え提案するプロジェクト学習には、そのフェーズごとに必要な情報や思考があります。[未来教育シート.3]を使うことでフェーズごとに何をしてどんな情報を手に入れる必要があるかわかり、必然的にポートフォリオが潤沢になります。

① [未来教育シート.3] で「課題発見の考え方」が分かる

「ポートフォリオの見方…7手順」p.83参照。

　課題は「現状」と「ありたい状態」の差（ギャップ）にあるので、準備のフェーズのポートフォリオには、題材の現状がわかる多面的・多角的な情報を手に入れる必要がある。具体的にどんな情報が要るのかシートで把握できる

②「ゴールシート」の根拠の可視化

　ビジョンとゴールを決定するために要る情報や知識がわかる

③課題解決に必要な情報がわかる

　課題を解決するためにどのような情報や行動が必要なのかわかる

④ (自己) 評価リストとして活用できる

　課題発見から課題解決、プレゼン、再構築に至るプロセスで「ねらい」とする力を保障するポートフォリオ内容がわかる

⑤「思考プロセス」が見えるポートフォリオになる

　[未来教育シート.3]にある中身を自らポートフォリオへ入れていくことで思考、判断、表現、行動に至る課題解決の思考プロセスが客観的に見えるポートフォリオになる

ポートフォリオ機能

ポートフォリオは学習やキャリアなど多岐にわたり有効なツールですが、その機能を果たすためには、しっかり必要なものが入っていることが重要です。[未来教育シート.3]はここに応えます。

未来教育シート.3	プロジェクト学習のポートフォリオの内容	
フェーズ	ポートフォリオの中身	ねらい
	■ 題材の「現実(現状)」がわかるものが入っている	
1 準備	□ 題材について、いま自分が知っていること、感じていること、動機など書いたもの □ 題材について、「根拠ある情報」基本知識:公的機関にあるデータ・論文など資料 □ 題材について「現実・現地」から得た情報(写真、動画、地図、平面図、観察、記録メモなど) □ 題材について「他者」の見方を聞いたメモ、多様な立場の人からインタビューしたもの □ 題材について「社会的価値」を書き出したもの、「自分ごと」関連性などを書き出したもの	□ 課題発見力
	■ 「ゴールシート」が入っている	
2 ビジョン・ゴール	□ 何のために(目的・ビジョン)と何をやり遂げたいのか(目標・ゴール)を書いた『ゴールシート』 □ プロジェクト学習の基本フェーズの進行(期日・大まかな予定)がわかるもの □ プロジェクト学習の基本フェーズごとの「目標」・「成果」と「成長」を書き出したもの	□ 目標設定力
	■ 戦略的な[工程表]が入っている	
3 計画	□ 目標達成に必要な情報・すべきことを洗い出したメモ □ どうすれば最もいい仕事ができるのか戦略を考えたメモ □ 目的のために何を、いつ、どんな手段で、誰とするか、準備…全体が見える『工程表』	□ 戦略的な計画力
	■ 課題解決に必要な「情報」や「アイデアメモ」が入っている	
4 情報・解決策	□ ビジョン・ゴールに関する現状・周辺情報などを獲得する/アンケート □ 課題の要因を探る課題発見シート.具体的なアイデア、試行錯誤の痕跡、検討メモ □ 一般的情報・類似事例・関連事項、事例など情報/異分野、異領域からの発想メモ □ 題材と人や環境が本来あるべきイメージを念頭に置いた、独自な発想、アイデア・関連図 □ 概念図やイメージ、地図、平面図など □ 解決のために考え出せる限りの可能性の書き出し。課題解決策の妥当性を検討したこと □ その解決策を実施するときのリスク・予期せぬ影響を考え書き出したもの □ その解決策に絞った経緯、思考プロセスがわかるもの	□ 情報獲得力 □ 課題解決力 □ 新たな価値創造力
	■ プレゼンテーションの制作「凝縮ポートフォリオ」	
5 制作	□ [現状][ありたい状態][課題][課題解決策][具体的な課題解決策]のパラグラフ □ パラグラフ(収斂させた文章や概念図含む)のレイアウトを検討したもの □ 知を構造化して仕上げた「凝縮ポートフォリオ」	□ 表現力 □ 知の構造化
	■ 共感度の高いプレゼンにするアイデア・自己チェックメモ	
6 プレゼン	□ 最も効果的なプレゼンテーションにするためのアイデアやスキルメモ □ プレゼンテーションで得たアドバイス・称賛メッセージや他者評価、自己評価、改善メモ	□ 人を動かす提案力 □ 知の共有
	■ 多様な人々からの気づきメモ・メッセージ	
7 再構築	□ 他者から学び得たものを反映して洗練させた「凝縮ポートフォリオ」	□ ブラッシュアップ
	■ 未来の自分に役立つリフレクション	
8 成長報告	□ プロジェクト全体で得た「目に見える成長、目に見えない成長」を書き出したもの □ よき自分の変化、それをもたらしてくれたシーン・人への思い ……メモ・礼状	□ 自信・自尊感情 □ 次へのモチベーション

PART III ポートフォリオの導入と活用[未来教育シート]

[未来教育シート.4]は、課題発見から課題解決に至る対話コーチングや、ゴールシート（ビジョン・ゴール）を書くための基本的な対話表現を得ることができます。その際「ねらい」を理解した上で対話コーチングをすることが肝心です。

対話コーチング
ポイント

・まずは、相手が話すようにする

・想像力、イメージを誘いながら問う

・選択形式の問いかけはしない

・1回に一つの内容、短い言葉

・相手に答えを言わせようとするのは、コーチングではなく誘導

①「自ら考える力」を高める対話コーチングができる

プロジェクト学習は目標や課題も学習者が決定します。しかし「目標を決めなさい」「課題を設定しなさい」と言っても容易に言語化することはできないものです。このシート4はここに応えます。

②ポートフォリオ活用「対話コーチング」に使える

ポートフォリオを見つつ「どうだったらいいの？」「今はどうなの？」と現実をしっかり見る意識を高めます。シート2と合わせ、ポートフォリオの中の情報や現状を互いに見ながら対話を重ねます。

③相互コーチング・セルフコーチングに使える

学習者同士がこのシートで相互コーチングできる場面を頻回に設けます。シートにある対話コーチングのバリエーションを何度も言ったり聞いたりしていることで「自らセルフコーチングできる人」に近づきます。

沈黙の対話

誘導はいけません。言葉が多いと「誘導」になりがちです。
対話は単純に即答を求めるQ&Aではありません。
考えている沈黙のときにこそ価値があります。
沈黙のとき…相手を信じ寛容に待つ間も対話のうちです。

[未来教育シート.4]	プロジェクト学習の対話コーチング	
フェーズ	対話コーチング	ねらい
	■ 現実から「課題」を見出す対話	
1 準備	□「今はどうなの?」　　　……と現状を聞く □「どうだったらいいの?」　……と現状がどうであったらいいのか考えることを促す	・無意識から意識化 ・課題発見力
	■「ビジョン・ゴール」決定への対話	
2 ビジョン・ ゴール	□「じゃあどうなったらいいの?」　　　　……「課題」を「ビジョン」に昇華させる □「そのために具体的に何を目標にしますか?」……頭の中の考えを表現(言語化)する	・目標設定力 ・考えの「言語化」
	■ 目標への戦略的な行動計画の対話	
3 計画	□「その目的のために、どんな情報がいるの?」 □「その目標のために、どんな情報がいるの?」 □「その情報は、どうしたら手に入るの?」 □「そのためにすべきことは何?」 □「その情報ってどこにあるの?」 □「そのために絶対にいる情報は?」 □「使える時間は何時間あるの?」 □「(工程表を示し)この通りすれば目標を到達できるのね?」	・夢を現実にするための具体的な取り組みを考える ・先を見て行動する意識 ・自ら時間管理
	■ 事実をもとに「新たな価値創造」への対話	
4 情報・ 解決策	□「何のためにその情報がいるの?」 □「その情報はどこにあるの?」 □「ほかのどんな手段で情報を得る?(複数の手段)」 □「どうして、その情報が正しいとわかるの?」 □「あなたの考えと違う考えの情報も手に入れよう」 □「何が要因だと思う?」 □「人とは違う発想って価値あるよ!」 □「なるほど! それをしたら何が変わる?」 □「提案するために、根拠とした情報は?」 □「その解決策を実行した場合のリスクは?」	・クリティカルシンキング 正しい情報獲得 ・目的のために必要な情報を自ら考え出せる ・真実を希求する姿勢 ・提案するという責任感
	■「デザイン思考」を論理的に表現できる対話	
5 制作	□「いちばん伝えたいことは何?」 □「それを見て傷つく人は いませんか?」 □「ポスターではなく、具体的な提案です」 □「結論より、どういう思考プロセスで、この内容を提案するのか、が大事」 □「レイアウトを考えてみよう!　どこに何を描くと、見た人は理解しやすい?」 □「一枚のパネルに"知"をレイアウトする=知の構築=論理的思考」	・ポスター制作ではなく具体的な提案 ・論理的思考 ・知のレイアウトが頭の中で描ける

	■ 最も有効なプレゼンテーション（共有）となる対話	
	■ 　［プレゼンテーション］をする人へ □「そのプレゼンテーションで何を変えたいの？」 □「いちばん伝えたいことは何？」 □「プレゼンでは何を大事にする？」 □「そのための具体的な方法は？」 □「誰のためにプレゼンするの？」 □「最も伝わる表現の工夫は？」 ■ 　［プレゼンテーション］を聞く人へ □「このプレゼンテーションであなたは何を得たいの？」 □「どんな表現で感謝を伝える？」 □「あなたが、プレゼンターのためにできることは何？」 □「こうしたらもっとよくなる、ここがよかった、を 　　　具体的に伝えてあげよう」 ■ 　［プレゼンテーション］を終えた人へ □「このプレゼンテーションであなたに何か身につくと思う？」 □「この日、獲得したことは何？」	・一方的な「発表」では なく、プレゼンテー ション ・プレゼンテーションは 大切な人へのプレゼン ト ・プレゼンテーション＝ 「知の共有」 ・手段はオンライン だからこそ、実物 を見せる
6 プレゼン テーション		
	■ 価値あるアドバイスを活かし完璧に近づける対話	
7 再構築	プレゼンテーションの際にいただいた、さまざまなコメント、アドバイス、改良点を凝縮 ポートフォリオに活かして再構築し、仕上げる □ 多くのコメントをもらう価値は？ □「言われた改良点をその通りに一つひとつ直す、ことは違う」	・「他者の意見でもっと よくなる」という実感 ・取捨選択
	■ 成長した自己と他者に気づく対話	
8 成長確認	□「このプロジェクト学習を経験する前と後、具体的に何が変わりましたか？」 □「どんな場面（シーン）がきっかけで変わったの？　変化の要因は？　」 □「あなたを成長させてくれたのは？」 □「どんな表現で感謝を伝える？」 □「このプロジェクトで得たもっとも価値あることは何？」 □「それは現実に、これからのどんな場面で活きる？」	・成長とは変化変容 ・達成感・自信 ・互いに讃えあう・感謝 ・自己有用感 ・自己肯定感 ・未来へのモチベーション

未来教育シート.5 [ポートフォリオ活用ラダー]の使い方

[未来教育シート.5]で、ポートフォリオ活用の段階を確認できます。

未来教育シート.5	ポートフォリオ活用ラダー	
ステージ	行動	必要なもの
0	■「ポートフォリオをつくりましょう」と伝えている	
	[未来教育シート.1]活用	ポートフォリオの基本知識
1	■ ポートフォリオとは何かを自分の「ポートフォリオを見せながら」説明できる	
	[未来教育シート.1]活用	アクションを伴う表現力
2	■ ポートフォリオを見て「必要な情報」が入っているかを確認し、言葉掛けができる	
	[未来教育シート.3]活用 その人のゴール達成に絶対に必要な情報が入っているかどうかを確認した上で、コーチングできる。 コーチング例「そのために絶対いる情報って何?」	・最新専門分野の情報力 ・社会全般知識
3	■ ポートフォリオを活かし「フィードバック(軌道修正)」の言葉掛けができる	
	[未来教育シート.2][未来教育シート.4]活用 ゴールシートに書かれたビジョン(目的)とゴール(目標)を見て、そこからずれている情報獲得になっていないかを確認できる。 コーチング例「あなたの目標って何だっけ?」	ビジョン・ゴールの重要性の理解
4	■ ポートフォリオで「思考プロセス」を見て言葉掛けができる	
	[未来教育シート.3][未来教育シート.4]活用 その人のポートフォリオの中身の順を見ながら、課題解決するための思考プロセスを追うことができる コーチング例「このために、このことを調べたのね」	プロセス俯瞰力 論理的思考
5	■ ポートフォリオを活かした「対話コーチング」ができる	
	[未来教育シート.2][未来教育シート.3][未来教育シート.4]活用	相手を信じて待てる寛容さ

教育DX — ポートフォリオ評価

ポートフォリオの現状と課題

　すでに学校や組織において学習やキャリアなど、さまざまに
ポートフォリオは導入されてその課題も明確になりつつありま
す。組織主体のポートフォリオ導入の場合「ポートフォリオが潤
沢なものにならない」つまり、ポートフォリオがスカスカしてい
る、その中身も凡例を示した範囲内となりがちで本来のポート
フォリオとは乖離したものになっているという課題があります
（そのことに気づかないことが一番の課題とも言えそうです）。

　さらに組織主体の「e ポートフォリオ」の場合、多くは管理シ
ステムに組み込まれ、評価される活動はポイントが高いなど、最
終的には数値化やデータ化されることが見えがちです。そのため、
本来のポートフォリオの「オリジナル性が価値を持つ」という魅
力からかけ離れたものになっていることも現状を見て感じます。

DX で教育は進化する…Co-Creation

人は皆、アーティ
スト。
この世界に二人と
同じ人はいない。
人は皆、オリジナ
ルで唯一。

　ポートフォリオはもともと、アーティストが精魂込めた自分の
作品を自ら綴じた作品集、そこからはその人だけがもつオリジナ
ルな世界の見え方や人間としての存在感、感性、人間性や個性や
才能などが直感的に見えるものです。それは数値化やデータ化さ
れ、分けられることが前提の組織主体の「e ポートフォリオ」と
は対極にあるものと言えそうです。

　しかし DX でさらにデジタル化が加速すれば、そこで価値を持
つのは、これまでの社会の仕組みを基に作成したデータ化される
ような学歴や能力、安定感の高さなどで評価される人材ではなく
なるのもまた事実でしょう。いま、人間のように理解してさまざ
まな作業ができる汎用人工知能（AGI）が一気に身近になろうと
しています。与えられたことをきちんとできる能力やスキルのみ
で生産性や効率性を上げる仕事、ネット上にあるデータの組み合
わせからなる仕事や作業は AI に任せ、私たち人間はよりよい世

界を実現するため目の前の現実と向き合い、その課題を見出したり創造的なことに人生を使うようになる…すでにそんな新しいステージに移行する動きは世界中で始まっています。

　世界が変化すれば、教育も評価も変わります。ここにビジョンとミッションで新たな価値を生みあげるプロジェクト学習やそれを俯瞰して見るポートフォリオ評価が応えます。

大切なものが見えるポートフォリオ

ポートフォリオは「数値化できない評価」「根拠ある評価」をかなえる。

　意志ある学びをその哲学とする、「未来教育プロジェクト学習・ポートフォリオ」は一人ひとりの考える力を深め、同時に人間性を高めます。

　それは学びのシーンだけではなく、他者と知識や感動をシェアするコミュニケーション力で「新たな価値創造」を共創すること＝ Co-Creation をデジタル空間で繰り広げます。

　ポートフォリオからは、その人ならではの感性や知性を生かしたコンピテンシーばかりでなく、これから開花しそうな才能や持ち味、オリジナル性などが見えてきます。これらは数値化できないので根拠ある評価ができないのではないか、と思うかもしれません。いいえ、むしろポートフォリオは根拠ある評価を実現します。

本当の評価をかなえるポートフォリオ

自己評価の根拠としてのポートフォリオ
「その自己評価の根拠、カケラでもいいのでポートフォリオで話してみて」と言ってみて。きっと何らかのエピソードが聞ける。ファクトベースのエピソードが聞ける。

　未来へ描いたビジョンを実現するためにスタートしたプロジェクト。ポートフォリオは、そのスタートからそのゴール(成果)までを一つの線でつなぐもの、それを時系列に一眼で俯瞰できるアライメント(一列に並べたもの)とも言えます。

　そのプロセスを追うことで、なぜそう考えたのか、その行動のもとにある情報や要因は何か思考を追うことができます。

　その人の考え方、判断の根拠が見えるので、対話で問えばポートフォリオでエピソードを語ってくれます。事実を元にしたエピソードを言えるということは、そこに再現性がある、つまり状況

が変わっても「できる」ことを示唆します。

　キャリアポートフォリオを見るときも同様です。学歴や肩書きなどに惑わされず、実際にその人が行った事実をポートフォリオからその人の話を聞きながら評価することを可能とします。

「これまで、評価」から「ポートフォリオ評価」へ

これまで、評価＝「結果」からマイナス探し

↓

ポートフォリオ評価＝対話しつつ「プロセス」からプラスを見出す

　これまでの評価は、テスト結果を見て正解なら○、間違えていれば×がつき減点となります。しかしプロジェクト学習のように躍動する現実と向き合い課題解決をしながらビジョンを実現する力を身につけ、人間としても成長することを目指すとき、そこに、部分だけを捉え、これが正解とするとらえ方はありません。

　プロジェクトメンバーと上手くいかず、ときに気持ちが落ち込んでも、ゴールへ向かい各自がミッションを遂行する中で再び力を合わせる価値に気づくということもあるでしょう。評価すべきなのは、ここに至るプロセスの一つひとつで「根拠ある情報」こそ大事とわかったシーンや、「夢は一人ではかなわない」という実感のある気づきにこそあります。これらを包括して人間として成長していく、ここにすべての軌跡が俯瞰できるポートフォリオが活きます。

評価とは…価値を見出すこと

評価とは、価値とは？
価値とは、ほかの何より大切なもの。真実や目的の実現に決め手となる重要なもの。プラスの普遍性を持つもの。

　ポートフォリオを成長や成果へ活かすためには、まずは指導者自身が、これまでの評価への意識を変える必要があります。これまでの正解や定型と照らし合わせるような評価のイメージから離れ、まったく新しい評価への意識を持つことが必要となります。

　評価とは価値を見出すことです。

　ポートフォリオからいかに価値を見出すことができるか…ここにすべてがかかっています。

オンライン教育を成功させる
3つのマネジメント

1　オンライン教育を成功させる3つのマネジメント

2　［SEE図］3つのマネジメント

　　　最も重要なセルフマネジメント

　　　環境マネジメント

　　　教育マネジメント

1 オンライン教育を成功させる 3つのマネジメント

　デジタル空間で学びを進める場合、オンラインでつながれた人は、それぞれ目の前のカメラやマイクを通じ、互いの顔や画面共有されたものを見ながら学習や研修をすることになります。

　指導者に限らず、学習者や外部ゲストも含め、オンライン授業に参加する人は皆、自ら環境や教育をマネジメントすることが求められます。

オンライン教育の成功とは

目指すのは…自らの意志で「知や情報」を獲得できる人

　目指したいのは、講義を「オンライン化」するだけではなく、学習者がネットや多様な手段で自らのビジョンや目的を達成するために世の中にある知識や情報、データなどを手に入れ、しなやかに成長し続ける新しい教育の姿です。

　例えば同じテーマで学習している者同士がネットでつながり、課題解決のアイデアを自由に出し合うアクティブなプロジェクト学習、自分の研究や課題解決プロセスに対して国内外の専門家や当事者から意見やフィードバックをもらう、ライブカメラを活かして臨床を定点で観察しながら学ぶOJT、オンラインによる自由な交流…これらの知的活動に多様なメディアを活かす学びです。

　「講義の動画を見せ、その後で課題を出す」という講師から学習者への一方向ではなく、講師と学習者、学習者同士あるいは学校や組織を超えて国内外の人と双方向で知識や気づき、時に感動などをリアルにやりとりできるインタラクティブに影響を与え合える学習であることが求められます。

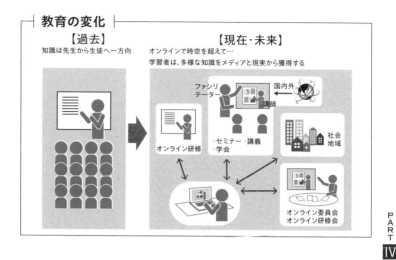

教育の変化

【過去】
知識は先生から生徒へ一方向

【現在・未来】
オンラインで時空を超えて…
学習者は、多様な知識をメディアと現実から獲得する

ファシリテーター
講師
国内外
オンライン研修
・セミナー ・講義
・学会
社会
地域
オンライン委員会
オンライン研修会

顔の見えるインタラクティブなオンライン学習

　知識やスキルを一方的に伝える教育であれば、校内の教員による録画動画より、映像も内容も質の高い動画やアプリがすでにネット上には多数あります。伝えるだけのコンテンツであれば、そのパフォーマンスは教育系ユーチューバーにはかないません。

　しかし、目の前の現実と関連づけたオリジナルな内容やそこにしかない現場に密着した内容であれば学習者が活用する価値、意義はもちろんあります。その際も一方向でなくインタラクティブに進められることが必須です。

　そのためには、データや資料の提示だけでなく、互いの顔や状況がライブで見えるオンライン講義、研修であることが重要です。このような意味で、単に「"双方向"のオンライン授業」というより「インタラクティブな"対話"ができるオンライン講義、研修」と受け止めたいと思います。

緊急！全員研修にこそ、オンライン活用

　医療の現場の場合、例えば感染を避ける行動規則と手順、社会との情報共有の仕組みなど、重要で緊急性が高い研修にこそオンラインを活かすという体制をつくりましょう。

　緊急に職員全員の基本的な知識やスキルを上げたくても、新型コロナウイルスの感染拡大が懸念されるような状況では、誰もが

インタラクティブとは

単なる双方向ではなく「相互に作用する」ものです。作用とは力を他へ及ぼして影響を与えることやその働きを意味します。講師や学習者、研修の参加者一人ひとりが互いの知識や気づき、思考、これまでの経験、キャリアを「オンライン」というテクノロジーを活かして共有し、刺激し合う——そこから新しい創造的な知が生まれます。

129

持ち場を離れることができず、一つの部屋に大勢が同時に集合し研修をすることはできません。このような緊急時の一斉研修にこそ、オンラインは効果的といえます。各自自分の持ち場を守りながら、最新の知識やスキルを学び、全員が持ち場で実践できる力を身につけることができます。

そのコンテンツは単に「説明する動画を一方向に見せる」のではなく、互いの顔や背景から緊張感が伝わるインタラクティブなやりとりで習得できることが求められます。それぞれの部署や病棟の状況を見せ合い、発生した事態へエビデンスをもって臨機応変に対応していることを、具体的な映像やデータを共有しつつ思考・判断・行動できるオンライン環境であることが必要です。

なぜなら「理解する」だけでなく、それを「自分の任務や現場（仕事場）において"できる"」ための確実な成果をもたらすことが求められるからです。

双方向のオンライン学習で集合研修

この集合研修はオンラインでは無理かな？と思うものでも、新しい発想で工夫することで充分可能です。

むしろ広い研修室に大勢が並び、後ろの方で顔も見えない中、講師の話を聞くという昔ながらの研修や会議と比較すれば、オンラインでライブでする方がよほど互いの顔を真ん前に見つつ言葉を交わしながら展開ができるので、有効とさえ言えます。

2020年5月、新型コロナウイルス発生で日本中が一斉に休校になった際、いち早く自宅待機の学生約100人とインタラクティブにZoomを使った筆者の授業の一場面

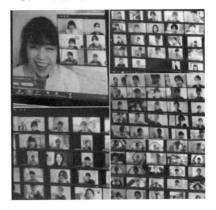

アクティブラーニング / 知の共有

　双方向性のあるオンラインツールを使えば、広い建物の中、自分の部署や仕事場にいながらにして、オンラインの集合研修に参加して予期せぬ効果をあげることもできます。講師がモデルを見せて「さあ、この通りまずやってみて」と呼びかけ、そのとき画面の中に気になる人がいれば、対象者へ「カメラの側で手元を見せて、もう一度やってみて」などと呼びかけ、やり取りすることも自然にできます。

　端末のカメラで見せたいものをズームさせることで、部署を超えて新人同士で手技を見せ合うようなことも気軽にできます。その様子を見つつ、ファシリテーター役の講師は必要があればサポートします。

　「チャット機能」では、例えば講師が話している最中に遮らずに意見を述べたり質問をしたりできますが、そこにとどまらず、グループで話し合い、新しいアイデアを他の参加者へプレゼンするという活用の仕方もあります。この機能は、オンラインでアクティブラーニングを展開する上でとても有効です。

　例えば、医療機関では「医療安全」「地域連携」「教育・キャリア支援」などさまざまな委員会が存在します。従来、会議室などに集まり定期的に行っていた活動も、Zoomのようなテレビ会議機能を気軽に頻回に使うことで、各自の所属部署の机に向かったまま、委員会を実施することによるメリットもあるはずです。

Zoom「ブレイクアウトルーム」機能など

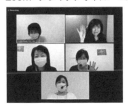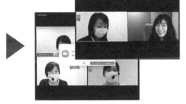

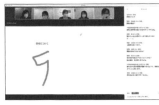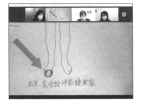

新しい教育者の能力・スキル

　ポートフォリオを事前に活かしたライブでしなやかにやり取りし合うオンライン活用であれば、講師は映像や言葉のやり取りがスムーズにできるだけでなく、学習者のキャリアや背景がわかっているので、一層一人ひとり伸ばすことができます。

　よき講師は、学習者の学習成果（テストの結果など）だけを見ることはなく、そこに至る思考のプロセスを見ようとします。それは一人ひとりの試行錯誤や心の状態、その人のキャリアビジョンなども含めた、人間的かつ包括的なものです。

　講師とは学習者に対してただ知識を与えるだけでなく、「どう、ここまでわかっている？」「私が提供しているものは、あなたの理解したいことに応えている？」など、正確な意思疎通と「心を伝える」ことを大事にできる人です。ここに学習者へのビジョンや理解度などがわかる、デジタル空間のポートフォリオの存在が活きます。

「教える人」からファシリテーターやコーチとしての役割へ

　人間の成長には他者の存在が必要です。オンラインだけでなく、リアルに集まる研修もゼロにはできません。一人ではなく複数が同じスペースにリアルに集まることでしか習得できないものも確かに存在します。

　そこでの講師は知識やスキルを教える人でなく、ファシリテーターやコーチとして、時にコーディネーターを兼ねたりと、役割

「ひとコンピテンシー」とは
人間と直接かかわり、その成長や健康・生命の存続などを目的とする実践知のこと。目の前の現実に対座し、ビジョンを描く力をもって全人格的に立ち向かう看護師や教師などの仕事に高い成果を挙げる力量、能力。

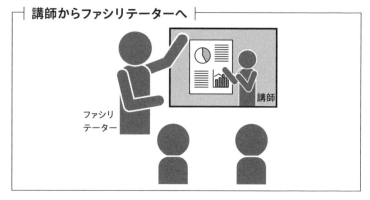

講師からファシリテーターへ

ファシリテーター

講師

132

は多様です。

　看護師など「ひとコンピテンシー」が求められる仕事の研修であれば、オンライン上の学習ではできない手技などを、その部署ごとに伝え実践していくことが必要です。先輩にあたる指導者がファシリテーターとしてその学習を支援する小規模な研修が必要であり、この場合はオンラインとリアルが組み合わさったハイブリットな研修を展開することとなります。

　ここでは、講師は「教える人」でも「指導する人」でもなく、学習者の気づきを促し、環境を整えるために対話コーチングを行うなどファシリテーターとしてふるまいます。その職場における専門性やキャリアを持つファシリテーターだからこそ、インターネット上の知識や事例を、参加者にとって「自分ごと」である仕事と関連づけるよう支援することができるのです。

　ここからオンライン学習の最大の課題である、学習者の意欲を継続させるマネジメント、教員や研修の講師がどのような工夫をするとオンライン授業で学び手のモチベーションアップにつながるのかを具体的にお伝えします。

マネジメントとは"活かす"こと

　同じ機会を与えられても、高い成果を挙げる人とそうでない人がいます。

　例えば似た立地にある店舗でも、繁盛する人気店と、まったくお客さんが来ない閑散としている店があります。同じように、90分のオンライン講義であっても、学生の意欲を高め、グンと成長させる高い成果を挙げる講義もあれば、それとは逆に学生のまったく意欲が高まらず成長の手応えのない講義もあります。

　前者は、スタートする前から「より高い成長・成果を生み出す！」という意志、明確なビジョンと具体的なゴールイメージ、それを実現させる創造的な"マネジメント力"があると言えるでしょう。

　マネジメントとは、人やモノ、金、時間などを有効活用し、う

まく物事を運営し維持、発展させていくことを意味します。

しばしば「管理」と訳されますが、「管理」ではなく「活かす」ととらえるほうが一層アイデアが湧き、事態を好転させますね。

「管理」は現状を支障なく維持するイメージが強く、ワクワク感がありません。しかし「活かす」には未知や可能性があります。

人を活かす、時間を活かす、機能を活かす、環境を活かす……そのために自分たちの知能、感性、ひらめきをフルに使うという意味です。そこには魅力や目に見えない価値ある工夫や進化があります。

マネジメント（management）とは？

マネジメント＝「管理」

「管理」とは…業務管理、品質管理など、ある基準から外れないように制御・統制すること。一定の状態を保存・維持していくこと。

マネジメント＝「経営・活かすこと」

「経営」とは…目的を達成するために継続的に計画を立てて向かうこと。ヒト・モノ・カネなどを戦略的に活かす人間ならではのアイデアや創造力を有する。

オンライン学習のマネジメントとは

オンライン学習のマネジメントとは、ICTや環境、機能、システムなどを戦略的に活かし、より高い学習成果や成長、モチベーションアップを実感できる仕組みや戦略といえるでしょう。

目的を達成するために今ある資源をどのように活かせばより高い成果を出し向上できるかを戦略的に考え、手持ちのカードをフルに活かす、これがマネジメントです。

ここでいう資源とは、何かを生み出すために必要な環境・人・物品・金・情報・背景などあらゆるものを指します。この「どう資源を活かすか」を考える上であらためて、オンライン講義ならではのメリット・デメリットや課題を踏まえおきたいと思います。

オンライン講義のメリット・デメリット

〈メリット〉
- 対面で人に会わないので感染の恐れがない
- 距離や席に関係なく互いに目の前で話すことができる
- 必要な際には、外部の専門家、ゲスト、当事者なども容易に参加できる
- 自分の生活時間を中心に学習のスケジュールを組むことができる
- 慣れた環境で緊張せず集中して学べる
- 自立・自律が身につく
- 手持ちの資料や研究などをすぐ活かせる
- 知識と現実を結びつける有効な学びが実践できる
- 自分の部署の仲間と意見を出しながら参加できる
- 共通のテーマや研究の仲間と距離を超えて学ぶことができる
- 多くの人が一斉に参加できる
- 現実の教室のように再度ポートフォリオファイルへ戻すなどの手間がない
- 通学、通勤の時間を有効に活用できる

〈デメリット〉
- ワンクリックで入退室となり、気持ちの切り替えがしにくい
- 雑談やちょっとした立ち話など、人間的なふれあいが持ちにくい
- 部屋の中だけなので新しいリアルな出会いにつながりにくい
- 気軽に周りにいる人とさり気なくテーマや課題について意見交換しにくい
- 現実の事態や状況を資源とするリアルな研修になりにくい
- 対面のような気づきやコミュニケーションが得にくい
- 気配を感じて察する力や洞察力、共感などが得られにくい
- 内容に変化をつけても長時間視聴するのは限界がある
- システムダウンや通信・音声・映像のトラブルが起こりうる

〈課題〉
- 講師が一方的に話す、資料提示が続くなど、変化の少ない講義になりがち
- 学習者のネット環境、情報端末の違いにより受け止めに違いがある
- 二次元の画面を通した情報提供のため集中力が継続しにくい
- 操作の「間」があり、学習者の集中が途切れることもある

オンライン授業のコンセプト

　オンライン学習は手段であり、目的ではありません。しかしその目的を果たす形を決めたり手段を選択したりする時によりどころともなるコンセプトが必要です。

　何のためにオンライン学習を行うのか？　その際、何をビジョンとするかなど、コンセプトをしっかり持つ必要があるのです。

オンライン授業のコンセプト
1　正確な意思疎通
2　心が伝わるコミュニケーション
3　寛容さ

1　正確な意思疎通…映像、音声の確実で質のいいやり取りに妥協しない。
2　心が伝わるコミュニケーション…画面ではなく"人"に会っている笑顔、輝きを。
3　寛容さ…トラブルや問題発生はつきもの、規則通りにきっちり進むことにこだわらない。

オンライン学習を成功させる[SEE図]

　オンラインで学習を成功させるためには、「環境」「教育」「自分自身」の3つのマネジメントを考えることが必要です。
　「セルフ（Self）マネジメント」「環境（Environment）マネジメント」「教育（Education）マネジメント」の視点から、オンラインに参加する一人ひとりがイキイキと参加しシナジー（相互作用）を高め、互いに成長する手段やポイントをお伝えします。それぞれの頭文字を取った「SEE図」を元に展開します。環境マネジメントと教育マネジメントはそれぞれに関連し合い、最適なオンライン学習を実現します。

SEE図

See：視覚的・理解する・約束して会う

オンライン学習のマネジメント

Environment

Education

＋
コンセプトデザイン構想・設計

環境マネジメント

①通信インフラ
②デバイス
③機能
④映像
⑤音声
⑥空間
⑦画面（人・物）の映り方

教育マネジメント

① インタラクティブ・コミュニケーション
② ポートフォリオで人間として理解し合う
③ デジタル空間のマネジメント

セルフマネジメント　（自分自身を律するための能力）

Self

2 [SEE図] 3つのマネジメント

最も重要なセルフマネジメント

　学びに集中するための「教室」ではなく、休息や食事などリラックスの場である「自宅」でオンライン学習をする場合、自らの意志をもって学びモードに移行できる力＝セルフマネジメント力が必要となります。

　3つのマネジメントの中でも「セルフマネジメント」が最も重要ともいえます。どんなに経費をかけて環境が整えられても、優れた教育カリキュラムが導入されたとしても、学習者の意志や自律心がなければ始まりません。

　自ら学習時間を確認して学びモードに入ります。ベッドやお菓子があるプライベートな空間で画面を通して講師と向き合うことになります。画面ごしの目の前に他者がいるという状況で、自分の言葉遣いや姿勢を意識しながら一定時間講義に参加するには、相当なセルフマネジメント力が求められます。

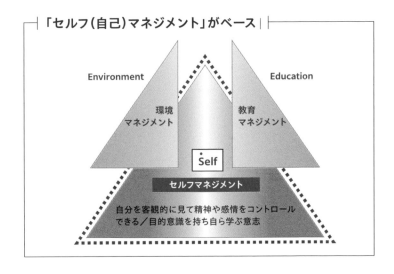

「セルフ（自己）マネジメント」がベース

Environment　環境マネジメント

Education　教育マネジメント

Self

セルフマネジメント

自分を客観的に見て精神や感情をコントロールできる／目的意識を持ち自ら学ぶ意志

セルフマネジメントとは自分で自分を律すること、コントロールできることとも言えます。それは窮屈な「自己管理」ではなく、目的やビジョンがあるからできることです。

ここにプロジェクト学習・ポートフォリオが活きます。プロジェクト学習で目的や目標を自分で決めて進むことを身につけます。ポートフォリオで、その自分を客観的に見ることができるようになります。

教室という空間で、目の前にいる先生の指示のもと一斉に学ぶこれまでの環境と、リラックスした生活感のある自宅等の環境で学ぶことでは学習者に課せられるものが全く違います。そこでは自分自身で生活と学びの全体を包括的にとらえ、時間調整するエネルギー配分を考えることが求められます。

環境マネジメント

ここから『SEE図』の左サイド「環境マネジメント」に不可欠な①〜⑦までを押さえていきましょう。

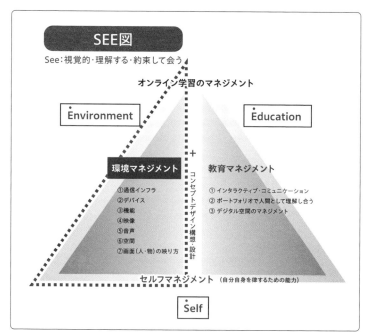

①通信インフラ

　安定した通信環境を確保します。学校ではなく、自宅や移動先からオンライン授業に参加することもあります。廊下を移動しながら撮影したり、街中から発信することも想定します。

環境整備のポイント

教室の中だけでなく、敷地内のどこでもWi-Fiが使え 好きな場所で学ぶことができるようにします。学生が一斉にストレスなく、動画などの重いコンテンツを活用できるように通信環境を整えます。

・通信環境が良好だとしても……
一斉にマイクやヘッドセットなしで話したら、隣の声が邪魔、あるいはハウリングが起きるかもしれません。

・「ひとり空間」の確保
周りを気にせずそれぞれが別々にオンラインミーティングに参加できるようなことも考慮しておきます。(自分のそばに他者がいない、距離が離れている状況が確保できる空間は"集団"を前提としている学校建築にはほぼありません)

・フリースペース
誰でも自由に使えるユニバーサルスペースを考慮します。

---

②デバイス

　学習者がどのようなデバイスで講義に参加しているか把握しておくことで、最適なオンライン授業に近づけます。

③機能

　Zoom、Google Classroom、Google Meet、Microsoft Teams、Calling Meeting、YouTube ライブなどさまざまあります。
・教育システム：ネット上のテキストや動画（教科・受験・資格／企業や専門家によるもの）　ほか、複合的に組み合わせて活用することが多い。

多様な手段で情報提供やリターンをする

　資料や動画を一方向で見せるだけではなく、講師と学生、学生同士がインタラクティブにやり取りする講義を目指します。ワンパターンなやり取りにならないよう、上記のような多様な機能を

使って考えや意見を出し合い、相手へリターンします。講師は質問やコメントをどんどんもらい、その場で気軽に応えることで講義は活性化します。

考えや意見をやりとりしたり、相手へリターンする機能は "拍手" や "共感" を伝えるさまざまな機能などがありますが、あえて人間らしい意思疎通、心が伝わるコミュニケーションを大切にします。

「いいね」だけで済ませない

オンライン学習の機能には、「いいね」「拍手」などの反応を表示する機能もありますが、マークを選択するだけとなりがちです。なぜ「いいね」と思ったのか、どういうところに「拍手」し共感や同意をしたのかが重要です。反応するだけで終えず、そこから深い対話へとつなげることを意識しましょう。

時々は…あえて"人"が伝える

「表情」と「ジェスチャー」で
伝える

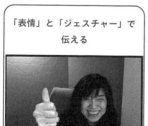

「バーチャル背景」機能を使い、
手で示す

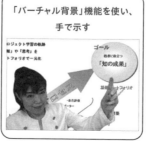

スケッチブックを使い
「手書き」で説明する

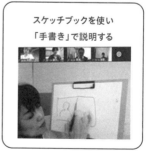

オンラインでは「対話力」がものを言います。レスポンスの良さを求めるだけでなく、ときに沈黙の時間がしばらくあることも自然です。

講師や指導者との対話だけではありません。自己の対話、そして学習者同士が課題解決や真理を求め対話することが大事です。また、質問する・答えるだけで終わらせず、相手の言葉やその背景にある思考を推察しながら聞き、自分の考えや気づきを伝えます。学習者の思考プロセスを推測し、そこを顕在化させるような言葉かけも有効です。こうした対話を重ねることに価値があり、ここでもポートフォリオを積極的に用いることでうまくいきます。

瞬時に学生からの情報リターン／共有

学生たちの意見や反応だけでなく、全体の傾向や意見、途中のアウトカムを瞬時に把握したい時には、Zoom の「チャット機能」だけでなく「アンケート機能」も便利です。

途中で学生たちのアウトカム（進捗の成果物）を提出してもらい、コメントを書いて返す時、機能をフルに活かします。またワークの中で、スマホで「Google Forms」を使い、全体の傾向をつかむことも有効でしょう。

┤ 授業中にGoogle Formsで共有 ├

・スマホで学生からの情報が瞬時にリターン
・集計が楽になる
・学生同士の考えが共有できる

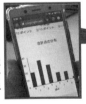
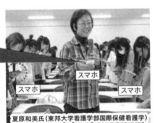

授業中に
Google Forms を使って
ワークしている様子

スマホ
スマホ
スマホ

夏原和美氏（東邦大学看護学部国際保健看護学）

---

④映像

パワーポイントを見せたり、ホワイトボード（機能）に書き込みながら講義をするだけでなく、講師と受講生が互いの顔を見ながら話し合うことも大切です。画面に映る講師や受講生が目と目を合わせて話し、表情や口元がはっきり見えることが理想です。しかし、講師も受講生もカメラに向かって話すプロではありませんから、なかなか上手くできません。

看護師や教師など、普段から人と向き合う「ひとコンピテンシー」の高い仕事をする人なら、目を見て心の状態を受け止め、理解度などを察することが大切です。オンライン講義の時も自然に画面の中の相手を見て話しますが、実際にはカメラの位置によって、目を伏せている、自分を見ていない、目をそらして話しているように見えることもあります。

また、スマホで検索しながら講師の話を聞いたりしていることもあります。自分がカメラをとおして相手に「どう見えるのか？」と意識するなど、相手と言葉の対話だけではなく視覚的にもコミュニケーションが取れる状態であることを自己確認します。

背景も重要な要素です。学習者と講師が双方向のやりとりをしているとき、互いの話の内容よりも、画面に映る「背景」などが気になることはよくあります。特に自宅の場合は、生活用品など日常生活がそのまま映ってしまわないように気をつけます。

バーチャル背景を使用する際も、"好み"ではなく、その状況や目的に合っているかどうかを考えて選ぶといいでしょう。

⑤音声

オンラインでストレスなく進める上で、明瞭な音声の確保ほど重要なものはありません。例えば、マイクやスピーカーの使用中、不快な音が発生する時などや、ヘッドセットの不具合で音声の途切れや雑音がある場合は、ほんのわずかであってもためらわず、かつ適切に相手へ伝えることも必要です。

┌─ ポイント ─────────────────────────────
│
│「音、大丈夫?」や「聞こえていますか?」と確認するより
│「音が途切れていませんか?」
│「聞こえたら手を上げてください」
│「ハウリング、エコーかかって聞きにくくない?」と
│具体的に声をかける方がリターンの意思疎通がかないやすい
│
└────────────────────────────────────

⑥空間

　在宅での学習の場所はさまざまです。あまりにリラックスできるソファやお菓子やペットなどの日常が視野に入るリビングでは学習に集中できません。窓の外の騒音、家人の声が聞こえにくい場所を探します。その上で、オンライン学習のカメラで自分自身が最適に（逆光などにならない）映るよう空間、環境を整えます。図「よくない映り方」と「よい映り方」を見ながら以下の項目をチェックしてみましょう。

<よい映り方のために…>

□ カメラの高さを調整する。視線が「相手の目の位置」になるようにする

□ デバイスを最適な位置、距離、高さの状態で「維持」する（状況によっては被写体の動きをカメラで追えるようにする）

□ 照明や窓の位置を背景にしない（逆光で自分の顔が暗くなる、時間帯でも変わるので注意）

□ いつでも収録可能な「スタジオ」的な空間（パフォーマンスを披露できる、2〜3人同時に映れるスペース）を決めておくと便利

□「両手が使える」ようにする（画面越しに対話しつつ筆記などができるようにする）

□ “身振り”を見せる、実物を手に持った説明を積極的にする

□ 騒音をなくす（周囲の話し声、ペットの鳴き声、玄関チャイムなど）

⑦画面の映り方

　スライドしか見えない画面が続くと学習者は飽きてしまいます。話し手（講師）の表情やふるまいは学習者の理解や意欲を高めるためにも重要です。学生が自分の前にいると意識し、身振り手振りや表情を躍動的にしてカメラに向かいましょう。普段は無意識にしているうなずきやアイコンタクトを不自然にならない程度に取り入れます。カメラをひとりの学生と思い、語りかけるように話しましょう。

表情は多くの情報を伝えるから

　医療や教育など対面を要される仕事であれば特に、意図が伝わるように自分の表情や両手のしぐさなどがしっかりと相手の画面に映っているか確認する必要があります。ここを意識し自らの姿、表情、声質、言葉遣いなどを客観的に見てみます。

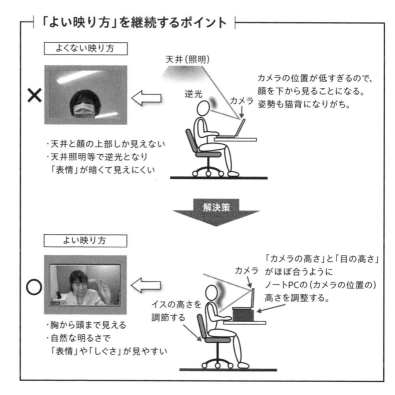

┤ **「よい映り方」を継続するポイント** ├

よくない映り方

天井（照明）

逆光

カメラ

×

・天井と顔の上部しか見えない
・天井照明等で逆光となり「表情」が暗くて見えにくい

カメラの位置が低すぎるので、顔を下から見ることになる。姿勢も猫背になりがち。

解決策

よい映り方

カメラ

○

・胸から頭まで見える
・自然な明るさで「表情」や「しぐさ」が見やすい

イスの高さを調節する

「カメラの高さ」と「目の高さ」がほぼ合うようにノートPCの（カメラの位置の）高さを調整する。

教育マネジメント

　ここからはオンラインで教育を成功させる3つのプログラムを紹介します。本書 Part II を実践する際に必須のプログラムです。

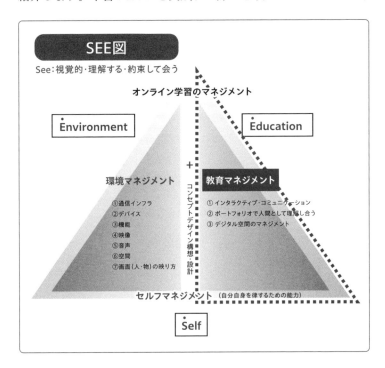

インタラクティブ・コミュニケーション

　オンラインでプロジェクト学習を展開するためには、対面する以上に視覚的、人間的なコミュニケーションがインタラクティブに"表現し合える"ことが必要です

　プロジェクト学習は互いの意思疎通が大事ですので、オンラインで展開する際も相手の顔や表情、仕草がいつでも見られることが大前提です。プロジェクト学習はチームで価値ある成果を生みあげる創造的な学びです。淡々としたやりとりでは高まりません。一人のちょっとした気づきや考えがきっかけとなり盛り上がったり、アイデアが湧いてくることもあります。考えを仕草や道具の使い方などで見せてもらってひらめくこともあります。

1　オンラインで表現トレーニング

　ただパソコンやスマホに向かい話すだけではない、相手の考えや気持ちも察してリモートで画面越しでも必要十分な意思疎通ができる表現力を身につけます。画面の中の相手の表情や仕草を察して、代わりに言葉にしてあげることもあります。相手が首を傾げていれば、こちらの表現を即座に変化させます。

　正確な意思疎通が果たせるインタラクティブなコミュニケーション力を身につけます。そのために、Zoom の「ブレイクアウトルーム」（少人数のグループに分かれて、ミーティングを行う機能）に分かれて2人ペアで「高度コミュニケーションスキル」チェックシートを生かし、表現トレーニングをします。

「高度コミュニケーションスキル」とは
相手の理解度や状況を察した上で、自らの表情、声の調整、情報提示などをしなやかにコントロールできる高度な感性と表現力を意味します。

「高度コミュニケーションスキル」チェックシート

□に✔をつけてください

チェックポイント	とてもよい	あと少し！	こうすればもっとよくなる！具体的アイデア
a. 声の大きさ	□ よく声が出て聞きやすい	□ 小さく聞こえにくい	
b. 明瞭さ	□ とてもはっきりしていて　聞きやすかった	□ 聞き取りにくかった	
c. 理解表現（言葉）	□　冒頭に「呼びかけ言葉」あり □　簡潔でわかりやすかった □　相手の理解を確認する「間」	□ ダラダラしていて　わかりにくかった	
d. 表情 マスクの下でも本気で口角を上げて笑おう！ 目だけで笑顔にはならないよ！	□ 目のひらき方・変化あり □ 効果的な「まばたき」あり □ 眉の位置、動きあり □ 目尻シワに動きあり □ 上眼挙筋の収縮あり □ 小頬骨筋・大頬骨筋の活用	□ 無表情で気持ちが　読み取りにくい	
e. ふるまい （全身の動き　ジェスチャー）	□ しっかり目を見て話せた □ 頷きながら聴けた □ 手や指先を使えていた □ 効果的な頭の傾けができた □ 肩や腕の動きでも表現した □ 身体の向きも工夫した □ 全身で表現できた	□目を見て話せなかった □手や指を使っていない □頭や首は動いていない □肩や腕の動きがない □身体を相手に向けてない	

2 ポートフォリオで人間として理解し合う

　「高度コミュニケーションスキル」を発揮して、ポートフォリオで一人ひとり、今日の自分をつくったものや自分が好きなことや未来へのビジョンを伝え合います。遠隔から多数の参加者がいてもオンラインのコメント機能で、質問や共感のメッセージを送るなど、リアルタイムで気持ちや考えを返すことを大事にします。

未来への「願い」もポートフォリオに

　デジタル空間では特に一人ひとりが伸びやかに自分の考えを言えることと楽しい雰囲気も大切にマネジメントします。新学期やプロジェクトのスタートのときにパーソナルポートフォリオを見せ合うワークをすることで、学生たちは自分とは違う考えや生き方を得ることができ人間の魅力に気づき、その後もイキイキと自分の考えや気づきを声に出してくれます。

┤ 看護師を目指す学生たちのポートフォリオの中身 ├

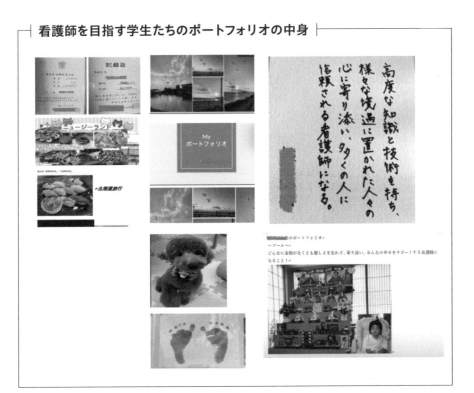

3 Co-Creation（共創）の空間デザイン

　チームの仲間と新たな価値を共に創り上げるプロジェクト学習の活動は、しなやかで躍動的です。授業や研修の時間以外にも、積極的に自分たちの考えを交換したり情報を獲得したり、現地へリサーチに行って直接人々から声を聞いてきたりなど、その行動も思考も時空を超え、一カ所にとどまりません。だからこそ集結できる基地（base）が必要です。それは教室や会議室のようなリアル空間よりむしろ、自在に活動できるデジタル空間に居場所がある方が成果につながります。さまざまなオンライン授業支援ツールがありますが、本書では、身近で汎用性、日常性などを備える Google Classroom を「デジタル空間」として活かすことをお伝えしています。

具体的な活用はPart V の【実践事例】を参考にしてください。

　オンライン上で先生が生徒へ課題を与え、その提出や評価を管理する「学習支援ツール」としての使い方とは異なり、このデジタル空間の主役は学生（プロジェクトメンバー）たちで、彼らの自由な活動のベースとして「デジタル空間」はある、という認識です。

意識する…対話と共有

　デジタル空間のポートフォリオを見れば、プロジェクト学習の状況が一目でわかりますから、指導者にとってもタイムリーにプロセスに関わることができます。チームを超えてポートフォリオを見せ合うこと、対話することで学びや気づきがぐんと高まることを、その実践シーンを体験しながら彼らに伝えます。

　デジタル空間でプロジェクトを展開する時、その教室を構成する要素や使いやすいデザインについて次ページで提案します。

デジタル空間（Google classroom）はずっと！学びも成長も一生です。デジタル空間（Google Classroom）は削除せず、その後も見ることができるようにすることをお勧めします。

Co-Creation（共創）
プロジェクト学習の [デジタル空間]のデザインと構成要素

プロジェクト学習には、時空を超えて活動することが出来る基地が必要です。Co-Creation（共創）でのステージ『デジタル空間』のデザインを紹介します。

デジタル空間のデザイン例

デジタル空間の構成要素

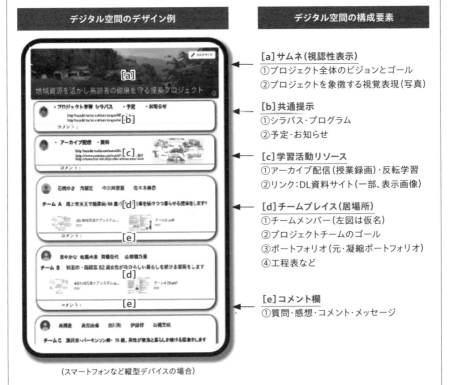

（スマートフォンなど縦型デバイスの場合）

[a]サムネ（視認性表示）
①プロジェクト全体のビジョンとゴール
②プロジェクトを象徴する視覚表現（写真）

[b]共通提示
①シラバス・プログラム
②予定・お知らせ

[c]学習活動リソース
①アーカイブ配信（授業録画）・反転学習
②リンク：DL資料サイト（一部、表示画像）

[d]チームプレイス（居場所）
①チームメンバー（左図は仮名）
②プロジェクトチームのゴール
③ポートフォリオ（元・凝縮ポートフォリオ）
④工程表など

[e]コメント欄
①質問・感想・コメント・メッセージ

『デジタル空間』をみんなで使うためのワクワク作法！
1）プロジェクトチームごとに1つのスレッドを使います（他のチームのスレッドは操作しない）
2）チームを超えてポートフォリオを見合うことで学びや気づきがぐんと高まります
3）スレッド、コメント欄はリフレクションに使う…だけでなく！ 自由に「質問」や「感謝メッセージ」を送りあいましょう

［実践事例］
教育DX…人間を大切にするプロジェクト学習

実践者の声‥‥‥学校長、大学教員、看護部長、法人理事長（医師）

実践事例‥‥‥‥中高等学校、専門学校、大学、医療機関、看護協会、教育委
員会等

本書の手法で実践した事例や資料を紹介

🔍 鈴木敏恵の未来教育デザイン

https://suzuki-toshie.net/mirai-kyoiku/

【実践者の声】
教育DX ―人間を大切にするプロジェクト学習

一人1台タブレットを活用したプロジェクト学習の実践

東京都墨田区立両国中学校 校長　　渋谷俊昌

　本校では、2021年度から、一人1台タブレットPCを積極的に活用したプロジェクト学習やポートフォリオに取り組んでいます。プロジェクト学習やポートフォリオの有効性については、生徒の課題発見力や情報収集選択力を養うことができること、生徒自身の成長を確認できることなどがあげられます。実際にプロジェクト学習に意欲的に取り組む生徒が多く、学習に対して前向きな姿勢につながったり、他者と協働して課題解決しようという姿勢につながったりと手応えを感じています。また、一人1台タブレットを活用することで、Googleストリートビューなどと現実と照らし合わせることによりその場に行かなくともチームでの協議が深まったり、マップの活用が相手に正確に正しい情報を伝えるツールとなりました。また、タブレットのアプリの活用による調査・集計、成果物をタブレットで分担して作成したりと、多くの効果的な活用場面がありました。

　さらに、オンラインでの鈴木先生からのアドバイスも的確なものとなり、チームに対してリアルタイムで説明いただけたことは大きな成果でした。

　今後、このようなデジタル環境やオンラインアドバイスを駆使したプロジェクト学習の実践を深め広げていくことにより、一人ひとりが誰でも主役になれる教育ができるのではないかと感じています。まさに、個別最適学習と協働学習が同時に実現する教育だと思います。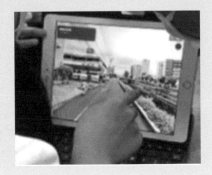

「オンライン社会見学」で深い学び

埼玉県立常盤高等学校 校長　　相模幸之

　新型コロナウイルス感染症の感染拡大の影響で、学校現場でのオンライン環境は急速に整備されました、その ICT 環境を有効活用して埼玉から遠く離れた医療機関とリモートでつながることで、生徒にとって有意義な学びの機会をつくることができました。「オンライン社会科見学」と題したプロジェクト学習を行いました。

　看護科 3 年生、専攻科 1 年生の生徒全員が参加し、多くの病院スタッフの方々にご参加いただき、レクチャーやアクティビティを行っていただきました。全体レクチャー後、生徒たちは、リハビリ、就労支援、デイケアなど 6 つのセクションの関心あるコースへ参加し、病院スタッフとの対話を通して看護の学びを深めることができました。私自身も、生徒たちの学ぶ様子や病院スタッフの方々の「熱い想い」に直接触れ、新たな発見や心動かされ感動する場面が多々ありました。関係者の皆様のご尽力に深く感謝申し上げます。

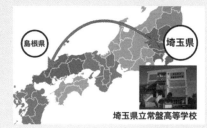

埼玉県立常盤高等学校

時空を超えて繋がる自由

東邦大学看護学部 国際保健看護学研究室 教授　　夏原和美

　ポートフォリオを用いたプロジェクト学習をデジタル空間中心に行うようになったのは、2020 年の春からでした。それまでも、授業中に Google Forms を使ったリアルタイムでのピア評価など ICT の活用を心がけてきましたが、対面授業の補助でしかありませんでした。しかし、COVID-19 で外出が制限されるといういわば外圧によって、現状を打破するデジタル化の利用方策を鈴木先生とともに導き出せたと感じています。その詳細については、実践事例のサイトを参照していただく

こととして、教育DXで何が変わったかについて一言で言うと「時空を超えて繋がる自由を得た」ということです。

「時」については、授業が無い時間における教員と学生の繋がり、学生同士の繋がりが容易になりました。ポートフォリオを見れば、いつでも好きな時に学習のプロセスを見ることが出来、相手のポートフォリオにコメントも入れられます。「空間」については、国際保健看護という領域ならではの価値を感じています。オンラインで世界と繋がることが簡単に出来るようになったおかげで、パプアニューギニアの診療所の様子を現地から中継していただいたり、九州の病院で勤務されている国際看護師の方から講義を受けることができたりします。

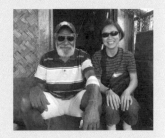

異空間からの中継は学生たちの想像力をかき立てるらしく、より相手への関心が高まり、今までにない視点を得られたなどの感想が出てきます。

時空を超えて繋がる自由を得た今、繋がりたいと思う相手がいることの有り難さ、大事さを学生たちと一緒に噛みしめていきたいと思っています。

「自分のキャリアは自分がつくる」を楽しむために
—仲間と Google Classroom に集合！—

順天堂大学医学部附属順天堂医院 看護部長　　岡田綾

　私たちが働く順天堂は「仁」、他を思いやり、慈しむこころを持つことを学是とする組織です。患者さんに対しては、いつもやさしい看護師であることと同時に、「考え・判断し・行動する」ことができる自律した看護師になることを目指しています。今回、成長を続けたい願う人を集めて、キャリア形成に繋がる研修企画を鈴木先生に相談しました。早速、検討してくださり、テーマ「ポートフォリオでキャリア支援ができる指導者になろう！」研修会が決定しました。多様なキャリアを持つ現役看護師が Google Classroom に集合し、怒涛の5時間！　終了後の感想では「楽しく順天堂の未来を考えら

れた」「楽しく最高の時間！」「頭がグルグルしたが先生のパワーをもらった！」など、互いのエナジーが交流する感覚はリアル研修をも凌駕する場となりました。この経験は、オンライン研修の限界を自分で作っていたことの反省に繋がりました。

DX 教育スキルについては「時代に対応する能力を身につけようと思った」「新しいことに取り組もうという気持ちがでた」など、多くの積極的なコメントや、オンラインにありがちな講義型スタイルの転換へ経験を活かしたいというコメントもありました。プロジェクト学習のコアとなる問い、「何のために何を成し遂げるのか」に始まる思考の強化は、身体を鍛える体幹トレーニングと似ているように思います。

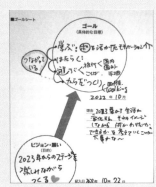

AI と共生していく、今という時代に人間でなければできないことを求めて、これからもポートフォリオ・プロジェクト学習を進めていきたいと思います。

アメリカ視察 ―ビジョンを現実にするプロジェクト―

清和会西川病院理事長 医師　　林輝男

こころの時代、ストレス社会を迎え、メンタルヘルスの重要性はかつてないほどに高まっています。個性や個々の多様性を重視する現代社会の中で、一人ひとりの価値観を尊重し、住み慣れた町で豊かに暮らすことを応援できる精神医療従事者に今求められている教育システムを提案し構築するプロジェクト学習に私たちは取り組んでいます。

・ ・ ・

メンタルヘルスの先進地であるアメリカベルモント州へみんなと３回の視察後、一人ひとりにビジョンを考えてもらい、それを発表する「ビジョン研修」を実施、み

んながより良い精神医療のために斬新でワクワクするアイデアを持っていることに気づかされました。みんなのビジョンが詰まった成果集が、法人全体のビジョンに繋がりました。

　「ビジョンを実現するにはどうすれば良いか」、その時に出会ったのがポートフォリオを用いた未来教育プロジェクト学習の手法でした。この学習方法を取り入れることで、法人全体で同じ価値観とビジョンを共有しながら、各スタッフが自主的に学び、計画し実践する力を身につける方法論が整いました。ポートフォリオを全職員、各委員会、各チームに導入することで、ビジョンとゴールを明確化した各職種のシラバスやキャリアパスを作成することができるのと同時に、多職種の協働を促進するツールを整えることができます。

　さらに、新型コロナ感染症の流行も手伝って、デジタル環境の整備が急激に進み、多くの人や情報と効率よく繋がる学習が可能となり「全職員がポートフォリを使いこなす」という目標に向かって効果的にデジタル空間でプロセスを共有しながらプロジェクト学習を進めることができるようになりました。

　一人ひとりのこころや価値観を尊重し、住み慣れた町で豊かに暮らすことを応援できる精神医療機関を一層目指すためにポートフォリオ・プロジェクト学習に私たちは継続的に取り組んでいきます。

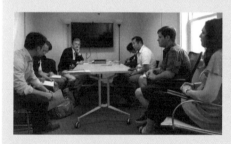
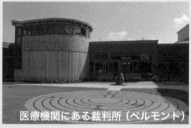

医療機関にある裁判所（ベルモント）

　上の全文とあわせ「実践力がついた」「看護師国家試験に全員合格した」「自分で考えて行動するようになった」などのさまざまな声と実践事例、関連資料を以下の特設サイトで紹介しています。

特設サイト　🔍 鈴木敏恵の未来教育デザイン　検索

https://suzuki-toshie.net/mirai-kyoiku/

【実践事例】
教育DX －人間を大切にするプロジェクト学習

ここでは本書の手法で実践した事例を紹介しています。
以下の**特設サイト**にアクセスすると、各プロジェクト学習のシラバスや
ポートフォリオの中身、成功ポイントを語った動画を見ることができます。

Co-Creation

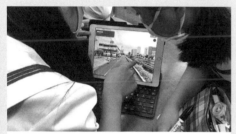

墨田区立両国中学校

リスクマネージメント .. 通学中に地震！その瞬間
どうする？ Google ストリートビュー＋現実

考える防災教育　課題発見力　生きる力

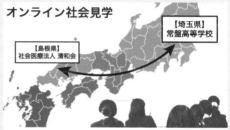

オンライン社会見学

【埼玉県】
常盤高等学校

【島根県】
社会医療法人 清和会

埼玉県立常盤高等学校

900kmを超え高校生150人がインタラクティブ
にプロから知識と実践を！アクティブ社会見学

キャリア教育　ライブ中継移動　インタラクティブ

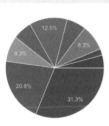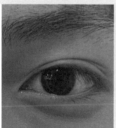

国際ティビィシィ小山看護専門学校

セルフマネージメント「自分の健康は自分で守ろ
う！プロジェクト」[自立・自律のプログラム]

自己肯定感　主体性　生活改善　メタ認知

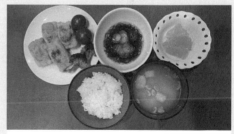

中通高等看護学院

「大切な人（家族）の健康を守ろう！プロジェクト」
活動・食事・睡眠 .. エビデンスが鍵！

根拠ある情報　行動提案　ナイチンゲールPJ

本書の手法で実践した事例や資料を紹介

特設サイト　　🔍 鈴木敏恵の未来教育デザイン　　検索

https://suzuki-toshie.net/mirai-kyoiku/

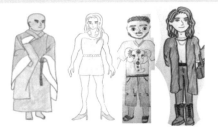

東邦大学

[COVID-19 プロジェクト] 訪日外国人が宿泊療養（隔離）に！一人ひとりの尊厳と生命を守る PJ

感染症　LGBTQ　共感　異文化理解

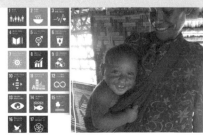

東邦大学

国際看護師としてパプアニューギニアに生きる人々の希望と生命を守る！提案プロジェクト学習

プライマリ・ヘルスケア　国際理解　地元創成看護

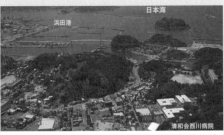

清和会西川病院（島根県）

[ビジョン研修から始めよう！] ポートフォリオで一人ひとりの願いと成長を支援する組織づくり

ビジョン研修　地域・貢献　先進的メンタルヘルス

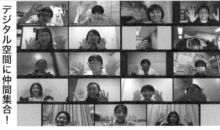

順天堂大学医学部附属順天堂医院看護師等

学びとキャリアー未来のステージを自らデザイン。ポートフォリオ活用の可能性

キャリア支援　自己成長　Google Classroom

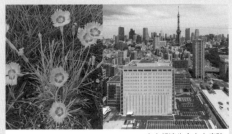

東京都済生会中央病院

[キャリアビジョン支援] プロジェクト・ポートフォリオ導入と対話コーチング研修

ポートフォリオ活用　人材育成　キャリア育成

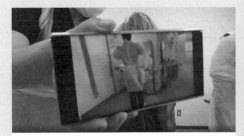

埼玉県立常盤高等学校

オンラインで学校と現場をつなごう！プロジェクト（スマホでライブ中継、コロナ病棟へ向かう医療者）

キャリア教育　コロナ禍の実習　学校と社会

本書の手法で実践した事例や資料を紹介

特設サイト　　🔍 鈴木敏恵の未来教育デザイン　 検索

https://suzuki-toshie.net/mirai-kyoiku/

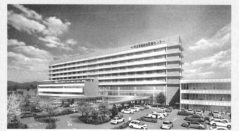
青梅市立総合病院

多メディア活用による多職種合同（新人・中堅）
研修「心馳せのふるまい集」作成プロジェクト

`多メディア活用連続研修` `多職種合同プロジェクト研修`

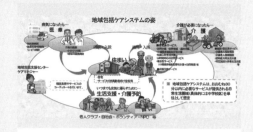

地域の社会資源を活かし高齢者が愛する地元で
幸せに暮らせる方法を提案するプロジェクト学習

`地域包括ケアシステム` `ACP` `地元創生`

未来教育プロジェクト
地域と情報を活かす新しい看護教育

教育 DX・ヴァーチャルシラバス集
未来の臨地実習デザイン提案

長野県看護協会

地域の社会資源と YouTube を活かす「未来の臨
地実習デザイン」連続プロジェクト研修

`社会資源` `次世代の臨地実習` `ハイブリッド研修`

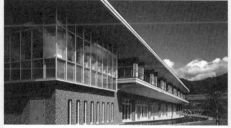
東御市民病院

ポートフォリオを活かして目標面談 / 全部署で
「オリジナルのキャリアラダー」作成プロジェクト

`キャリアラダー` `多職種で共創` `ハイフレックス研修`

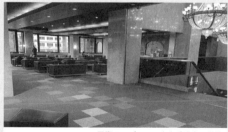
国際ティビィシィ小山看護専門学校

要支援な方が安心安全にホテルで楽しく過ごせる
寄り添い方を提案します!（3 地点オンライン支援）

`オリエンテーション宿泊研修` `チームワーク`

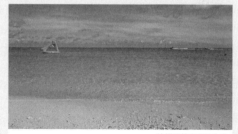
沖縄県教育委員会等

教育 DX.. 時空を超え「デジタル空間」でプロジェ
クト学習のシラバス共創研修

`教育委員会` `プロジェクト研修` `コンピテンシー`

本書の手法で実践した事例や資料を紹介

特設サイト

🔍 鈴木敏恵の未来教育デザイン　　検 索

https://suzuki-toshie.net/mirai-kyoiku/

さあ！ DXとポートフォリオで未来教育を

2023 年、春の気配のなかこの本を書き上げようとしています。
教育の未来化は私の生涯の夢です。

　一級建築士になってからずっと、インターネットで時空を越えてつながる未来学び舎づくり、知識や感動をシェアできる学校の情報化、「未来の教室」の設計をしてきました。いつしか「未来の教室」から「未来の教育」をデザインするステージへと広がり、ポートフォリオ・プロジェクト学習・対話コーチングなどを手法とする「意志ある学び―未来教育」を全国へ広げる日々となりました。

・　　　・　　　・

　この本に書いた、オンラインで Co-Creation するプロジェクト学習は、実際に現場の指導者や学生たちと一緒にワクワクと実践したものです。皆さんのおかげでこの本を書き上げることができました、本当に感謝しています。

　DX を機に、ポートフォリオ・プロジェクト学習で未来教育をスタートするあなたに、この本が力になれば、私たちにとってこれ以上幸せなことはありません。

　　これまで出会ったすべての人へ敬意と感謝を捧げます。

2023 年 3 月 1 日
鈴木 敏恵

問い合わせ　https://suzuki-toshie.net/contact/

著者プロフィール

鈴木敏恵（すずき・としえ）　https://suzuki-toshie.net/

国立大学法人北海道教育大学 非常勤講師（2023.4〜）・「ものづくり日本大賞（文部科学省／内閣総理大臣賞）」選考委員。未来教育デザイナー、一級建築士、シンクタンク未来教育ビジョン代表。

「未来教育デザイン」の設計から実践までを、教育の未来化を求める人々とCo-Creationする活動を続ける。

東京生まれ。インテリジェント化された未来型学び舎にて『日本計画行政学会賞』特別賞受賞。

オブジェ「内なる宇宙への昇華」にて『第六回本郷新賞』札幌彫刻美術館主催／後援文化庁ノミネート。

THE21(PHP研究所)『21世紀のキーパーソン100人』掲載。『ここから見える未来教育！学校制度120年記念 企画プロデュース』主催：文部省。

「意志ある学び」を理念とし、未来教育プロジェクト学習やポートフォリオを手法とし、考える力、ビジョン力、現実に対峙する力、課題発見力、洞察力などを高める研修を全国で展開している。教育界、医療界、自治体など公的機関の指導者養成、人材育成などの分野でも広く活躍。ポートフォリオ・プロジェクト手法を成功させる全体構想、企画、実践支援を行う。

公職歴：内閣府中央防災会議専門委員。千葉大学教育学部特命教授・東北大学非常勤講師（PBLによる高度イノベーション博士育成）・放送大学非常勤講師（専門：心理と教育）・島根県立看護短期大学客員教授・日本赤十字秋田看護大学大学院看護学研究科非常勤講師。

文部科学省「課題解決能力／プロジェクト学習とポートフォリオによる研修プログラム開発——コーチングによるコンピテンシー育成」H23年度委託。

文部科学省「新たな看護師養成カリキュラムに対応した指導の手引き作成のための検討会」委員(2021)。

著書

・マルチメディアで学校革命：心を開く知の環境へ・建築家からの提言, 小学館

・ポートフォリオで評価革命！：その作り方・最新事例・授業案, 学事出版　2000

・未来教育実践モデル. ポートフォリオでプロジェクト学習！地域と学校をつなぐ防災教育 2003

・未来教育DVD（プロジェクト学習・ポートフォリオ評価）メディアリテラシー. 教育同人社 2004

・未来教育ポートフォリオでプロジェクト学習 (1) パーソナルポートフォリオ. 学研プラス 2005

・未来教育ポートフォリオでプロジェクト学習 (2) 防災プロジェクト 地震からこの町を救え！

・未来教育ポートフォリオでプロジェクト学習 (3) 体・健康プロジェクト 守れ、自分の体を！

・未来教育ポートフォリオでプロジェクト学習 (4) テレビのウソとホントを見極めよう！

・未来教育ポートフォリオでプロジェクト学習 (5) ユニバーサルデザインプロジェクト

・自分発見・進路成功ポートフォリオ解説書：未来への可能性をひらく！教育同人社

・ポートフォリオとプロジェクト学習：看護師の実践力と課題解決力を実現する！ 医学書院, 2010.

・プロジェクト学習の基本と手法：課題解決力と論理的思考力が身につく, 教育出版, 2012.

・キャリアストーリーをポートフォリオで実現する　日本看護協会出版会, 2014

・アクティブラーニングをこえた看護教育を実現する：意志ある学びへ, 医学書院, 2016.

・AI時代の教育と評価：意志ある学びプロジェクト学習 ポートフォリオ対話コーチング, 教育出版, 2017.

・ポートフォリオで未来の教育　次世代の教育者・指導者のテキスト, 日本看護協会出版会 2019 他多数

●日本看護協会出版会
メールインフォメーション会員募集
新刊、オンライン研修などの最新情報や、好評書籍の
プレゼント情報をいち早くメールでお届けします。

DX とポートフォリオで未来教育
ディーエックス　　　　　　　　　　　　みらいきょういく

対話でかなえる学びとキャリアのデザイン
たいわ　　　　　　　　まな

2023 年 3 月 20 日　第 1 版第 1 刷発行　　　　　　　　　　＜検印省略＞

著　者	鈴木敏恵 （すずきとしえ）	
発　行	株式会社 日本看護協会出版会	

〒150-0001 東京都渋谷区神宮前 5-8-2　日本看護協会ビル 4 階
〈注文・問合せ／書店窓口〉TEL／0436-23-3271　FAX／0436-23-3272
〈編集〉TEL／03-5319-7171
〈ウェブサイト〉https://www.jnapc.co.jp

装　丁　齋藤久美子
印　刷　株式会社フクイン

©2023　Printed in Japan　　ISBN 978-4-8180-2567-7